도파민의
배신

일러두기

* 이 책에는 두 종류의 괄호가 등장한다. ( )는 용어의 원어나 동의어 등 단순한 설명을 위해, [ ]는 용어를 풀어 설명하거나 개념적 요약을 담아 설명하기 위해 사용했다.
* 본문 중 따옴표는 독자가 그 속의 내용을 '한 덩어리의 개념'으로 파악하기 쉽도록 표기한 것이다. 특정 단어를 강조할 때, 대화를 인용할 때, 속어(俗語)에 속하는 용어를 표시할 때도 따옴표를 사용했다.
* 본문에서 특히 강조하고 싶은 문장은 볼드체로 표기했다. 중요한 개념들을 대조하거나 정의할 때와 식물의 학명 등 라틴어를 표기할 때는 그 단어를 고딕체로 표기했다.
* 참고 문헌은 주제와 관계된 핵심적 문헌 몇 가지에 국한했다. 각 장의 주제에 대한 더 깊은 지식을 원하는 독자는 이를 참조하기 바란다. 일부 웹페이지도 참고 문헌으로 마련했다(2024년 전반기 검색).

중독의 모든 것: 술, 도박, 스마트폰, 음식, 마약

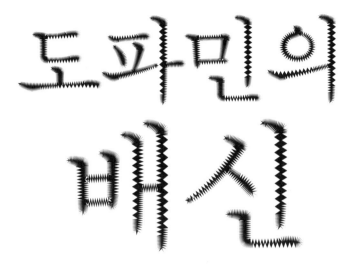

도파민의 배신

강웅구, 박선영, 안유석 지음

포르체

이 책에 대하여

중독은 이 시대를 대표하는 현상 중 하나다. 약물 남용, 약물 의존, 약물 사용 장애, 행위 중독 등 다양한 형태와 이름으로 불리곤 한다. 알코올 중독, 필로폰 중독, 도박 중독 등 전통적인 중독에 더해서 요사이는 케타민, LSD, 펜타닐 등 전에는 없었던 새로운 약물들이 남용과 의존의 무대에 등장하고 있으며, 인터넷 게임, 쇼핑, 운동, 포르노 등도 중독성이 있다고 주장된다. 심지어 비만을 '음식 중독'으로 보는 관점까지 등장하고 있다.

이처럼 다양화되는 중독을 어떻게 이해할 것인가? 이 책은 이러한 고민에서 시작되었다. 저자들은 정신건강의학과 의사로서 중독 환자들을 매일 대하고 있다. 환자들을 면담하고 진료하는 과정에서 많은 것을 배웠고, 그 시간들이 모여 이제 그들과 공유할 소중한 자산을 쌓게 되었다.

이 책은 중독이라는 주제에 지적 호기심을 가진 일반 독자들에게 먼저 다가가되, 동시에 중독 환자를 돌보는 전문가와 정책 개발자에게도 새로운 시각과 지식을 제공하고자 한다. 중독 환자를 위한 직접적인 치료 지침서는 아니지만, 중독 문제를 안고 있는 독자들에게는 통찰을 제공할 수 있을 것이다. 따라서 '중독이란 무엇인가'라는 질문에 대한 개념적이고 실질적인 답을 제시하기 위해 자연과학, 진화론, 인문학 등 다양한 관점을 두루 다루었다. 언론과 인터넷에서 흔히 접할 수 있는 중독 관련 정보는 부정확하거나 왜곡된 경우가 많은데, 이 책은 독자들이 이런 오류에 빠지지 않도록 도울 것이다.

이러한 목적 아래, 책의 첫 주제에서는 중독의 개념을 제시한다. 먼저 중독 또는 약물 의존이라는 현상을 정의한 뒤, '왜 중독을 질병으로 보아야 하는가?'에 대해 논의했다. 논의의 큰 흐름은 진화의학적 관점에 기대고 있다.

다음 주제는 원인과 병태생리, 즉 중독이라는 질병의 자연과학-생물학적인 측면을 다루었다. 이 논의들을 통해 중독이 우리 몸의 정상적 생리 과정과 관계되는 현상임을 보여 주려 하였다. 중독이 정상적인 생리 과정의 변형이라면, 고혈압이나 당뇨병 같은 만성 '생활습관병'으로 보는 것이 가능해질 것이다.

다음으로 중독의 임상적 측면을 몇 가지 제시했다. 환자들은 어떤 사람들이고 그들이 어떤 약물을 어떻게 사용하는지를 설명하였다. 이후 약물이 아닌 다른 중독에 대해 다루었다. 중독의 실질적인 측면을 보여 주기 위함이다.

다음으로는 중독과 관계된 인문사회적 논의를 다루었다. 이는 중독 관련 의학 문헌들에서는 거의 다루지 않는 주제이다. 그러나 중독을 단순한 질병을 넘어 개인이 겪는 체험이나 사회적 현상으로 이해하기 위해서는 꼭 필요한 관점이다. 중독은 병이면서 동시에 사회 현상이기 때문이다. 그래서 중독자들은 흔히 환자가 아닌 사회적 규범을 이탈한 무책임한 사람으로 간주되어 비난 받게 된다. 이 문제에 접근하기 위해 먼저 질병에 대한 환자의 책임이라는 주제를 다루었다. 이어서 중독 환자의 약물 사용이 자유 의지에 의한 것인지를 논의하면서 치료 과정에서 환자 자율성이 어떤 의미인지를 설명했다.

마지막 장에서는 중독 치료에 대한 개념적이고 실질적인 측면을 이야기하고, 중독 예방을 위한 개인적·사회적 대책을 설명하였다. 중요한 중독성 약물의 종류에 대해서도 설명하였다.

시작에 앞서 몇 가지 안내를 더한다. 책의 모든 내용은 일반 독자들의 이해를 돕고자 쉽게 풀어 쓰는 데 중점을 두었다. 그러기 위해 진단기준, 역학, 약물 작용기전 같은 세부 사항은 생략하여 중독이라는 현상을 더 생생하게 이해할 수 있도록 했다. 의학적-과학적인 내용을 더 탐구하고 싶다면 정신 의학이나 중독 의학 교과서를 참조하면 된다. 약물의 사용 실태 및 동향, 유통 방법 등 시사적인 문제는 식약처나 검찰청 등의 마약류 관련 웹페이지에서 다루고 있다.

또한 이 책은 알코올, 마약, 도박, 스마트폰, 음식 등 중독 전반을 다루고 있으나, 알코올에 초점을 맞춘 부분이 상당히 많다. 이는 저자들이 주로 대하는 환자가 알코올 의존자들이기 때문이다. 다행히도 알코올 의존은 중독의 전형(典型)이므로, 여기서 다룬 많은 내용은 다른 약물 의존이나 행위 중독에도 충분히 적용될 수 있을 것이다.

끝으로, 이 책의 틀은 대표 저자가 만들었으나 중요한 부분들에서 공저자인 박선영 선생(국립정신건강센터)과 안유석 교수(서울대학교병원, 국립교통재활병원)의 기여가 없었다면 완성되지 못했을 것이다. 이 자리를 빌어 깊은 감사를 전한다. 원고를 다듬어서 책을 탄생하게 해 주신 포르체 출판사 분들에게도 감사 드린다.

저자를 대표하여,
서울대학교 의과대학 강웅구

목차

1장

중독은 어떤 병인가?

1

다정한 치료가 필요하다

중독의 세계는 험악하다. 중독자들도 험악한 사람들이다. 필로폰 중독자는 약에 취해서 지나가는 행인에게 칼을 휘두른다. 알코올 중독자는 폭음하며 가족에게 폭력을 휘두르고 가장으로서의 역할도 하지 않는다. 도박 중독자는 가족을 파산에 이르게 하고 회사 공금을 횡령했다가 감옥에 간다. 중독자는 나와 전혀 다른 세계에서 살고 있는 사람들이다. 도대체 이 사람들을 어떻게 해야 할까? 이 나쁜 사람들은 사회에서 격리시키는 것이 해결책일까?

그들 역시 한때는 평범한 시민이었다. 중독되기 전부터 악행을 일삼은 나쁜 사람이 아니라 중독이 이들의 삶을 망가뜨린 것이다. 중독은 그들의 선택이라기보다 그들을 '낚아챈' 무언가이다. 중독에 '낚여서', 이 사람들은 이렇게 할 수밖에 없게 된 것이다. 처음에는 중독에서 벗어나겠다고 노력한다. 그러나 뜻대로 되지 않고 결국은 모든 것을 포기한 상태로 중독에 탐닉한다. 그렇다면 이들에게 필요한 것은 비난과 처벌이 아니라 치료가 아닐까?

하지만 중독 치료도 험난한 것은 마찬가지다. 알코올 중독자는 입원한 지 2주 만에 퇴원을 요구한다. 이제는 절대로 마시지 않겠다고 끊임없이 거짓말한다. 그러나 퇴원한 후에는 몇 주일 만에 다시 폭음한다. 필로폰 중독자는 입원할 때조차 몰래 필로폰을 숨겨서 들어온다. 도박 중독자는 치료 받으러 오는 길에 옆으로 새서 도박하러 간다. 이들은 치료하는 의료진마저 좌절하게 만든다.

그럼에도 불구하고 저자들은 중독에 대해 '온건한' 입장의 치료를 권하는 바이다. 이솝 우화의 햇볕과 바람이 행인의 외투를 벗기려 경쟁하였을 때 승자는 따뜻한 햇볕이지 매서운 바람이 아니었다.

중독은 우리가 문화를 즐기다 보면 어쩔 수 없이 접하게 되는 부산물이다. 이것이 책에서 중독을 대하는 기본 입장이다. 중독성 약물과 행위들은 우리 문화에서 추방해야 할 것이 아니라 잘 조절하면서 같이 살아야 할 것들이다. '완전한 중단만이 치료의 목표'라는 입장에서 벗어나서, 중독 치료의 최종 목표는 '건강한 생활을 유지하는 것'이라는 관점에서 환자를 이해하고 치료하고 있다. 그러므로 이 책의 주장이 중독 치료의 현실이나 다른 책들의 견해와 조금 다른 부분들도 제법 있을 것이다.

이 책을 내면서 바라는 것은 중독라는 현상이 비정상적인 뇌도, 성격장애도, 도덕적 악행도 아닌, '세상을 살아가는 평범한 사람들의 일부가 겪는 독특한 체험의 일종'으로 받아들여지는 것이다. 중독을 일으키는 모든 것은 문화의 한 영역에서 우리를 즐겁게 해 주고 우리 삶을 풍부하게 해 주는 것들이다. 중독을 이해하는 핵심은 **'우리에게 행복을 주던 것이 왜 우리를 지배하고 삶을 망가뜨리는 것으로 바뀌는가?'**의 문제다. 결국, 중독을 이해하는 일은 우리 자신을 돌아보는 일이기도 하다. 우리가 문화 속에서 자연스럽게 접하는 것들이 어떻게 우리를 지배하게 되는지를 살펴봄으로써, 단순한 비난이 아닌 현실적인 대안을 발견할 수 있을 것이다.

2

어디서부터 중독인가?

중독은 매우 흔한 현상이고 알코올 중독, 도박 중독 등 중독이라는 용어는 흔히 사용된다. 그러나 중독에 대해 일반인이 생각하는 정의와 의학적 관점은 꽤 다르다. **중독**(中毒, addiction)은 공식적인 진단명도 아니다. 우선 중독이라는 용어는 일상 생활에서 너무나 부정적인 의미를 갖는다. 심지어 '중독 환자'도 아닌 '중독자(addict)'들은 정상적으로 사회에 통합되지 못한 주변인, 인격적 파탄을 맞은 악인이거나 의지박약자라는 이미지를 갖는다. 이런 분위기에서는 환자가 치료 받으려 하지 않는다. 따라서 부정적 의미가 없는 중립적 병명이 만들어졌는데 그것이 **의존**(依存, dependence)이다. 현재는 **사용 장애**(use disorder)라는 용어가 공식 진단명으로 사용된다. 이 책에서는 주로 의존이라 할 터인데, 중독이라는 관습적 용어가 더 자연스러울 때는 그

표현을 사용할 것이다.

한 약물을 몇 번 사용한다고 해서 그 사람이 곧 중독(의존)된 것은 아니다. 의존에는 자주 사용한다는 것 이외에, 병으로 보게 만드는 다른 요소가 있다. 취미를 즐기기 위해 하는 것, 별 생각 없이 습관적으로 하는 것, 약물에 집착해서 강박적으로 하는 것 등 약물을 사용하는 행태와 동기는 다양하기 때문이다. 이 상태들을 구분하는 것은 의학에서뿐만 아니라 사회적-정책적으로도 중요하다. 사용자 개인별로 전문가의 정확한 진단이 필요한 이유가 여기에 있다.

이제 중독이 무엇인지 설명하며 가상의 사례들을 여러 개 소개할 예정이다. 이 사례들은 가상이지만, 우리 주변에서 실제로 흔히 접할 수 있는 사람들을 반영하고 있다.

망가진 조절 능력

알코올 의존 환자는 술을 많이, 자주 마시지만, 알코올 의존이라는 진단이 음주량과 음주 빈도에 따라 내려지는 것은 아니다. 어떤 상태를 질병으로 정의하려면 특정 신체적 지표가 정상에서 벗어나 있어야 한다. 예컨대 고혈압이라는 질병은 안정기 혈압이 정상 범위보다 높아진 상태를 의미한다. 알코올 의존은 음주 조절 능력이라는 지표가 정상 범위보다 낮아진 상태다. 즉, 알코올 의존의 진단은 '음주를 스스로 조절할 수 있는지' 여부를 살펴서 내린다. **'이제 그만 마시자'가 안 되는 것이 알코올 의존이다.**

알코올 중독자는 거짓말쟁이로도 불린다. '딱 한 잔만'이라고 약속해 놓고는 막상 마시면 그 약속을 지키지 못하기 때문이다. 그런데 처음 이야기한 '딱 한 잔'은 거짓말이 아니다. 왜냐하면 첫 잔을 마시기 전에는 진짜로 한 잔만 마시려는 생각이었기 때문이다. 그러나 술을 한 잔 마시고 나면 그 결심을 실천하기가 불가능해진다. 내가 마시고 싶어서 마신다기보다는 '거기 술이 있기 때문에' 마시게 되는 것이다. 이것이 조절 능력 저하다. 술을 원하는 태도 즉, **갈망감**(craving)이 조절하려는 **의지력**(will power)보다 더 강한 상태가 된다. 갈망감이 마음을 지배할 때는 내 의지력이 제대로 작동하지 않는다. 환자들은 '발동이 걸린다'라는 표현이 무슨 뜻인지 직감적으로 알아듣는다. **갈망감과 발동 걸림은 술로 쾌락을 추구하는 것과는 다르며, 중독 행위의 특징이다.**

세계보건기구(WHO)는 세계질병분류 10판(ICD-10)에서 약물 의존을 '약물 사용이 이전에 더 가치(value) 있었던 다른 행위보다 훨씬 높은 우선권(priority)을 갖게 되는 상태'라고 정의한다. 즉, 환자가 약물에 더 높은 가치를 부여하기 때문에 집착하게 된다는 의미가 정의에 포함되어 있다. 하지만 내 뜻에 따라 약물에 가치를 부여하는 것이라기보다는 약물에 끌려가는 것에 가까우므로, 가치 부여와는 거리가 있다. 그러나 결과적으로 중독자에게 약물 사용이 우선적 행위가 되는 것은 분명하다.

의학적으로 가늠하는 중독의 시작

의학이 중독을 어떻게 보는지를 살펴보려면 짚고 넘어가야 할 개념이 있으므로, 여기서 비치료적 약물 사용과 관련된 몇 가지 의학적 개념과 관련 용어를 안내한다. 우선 약물 사용을 조절하는 능력은 '있다'와 '없다'라는 딱 떨어지는 두 가지로 상태로 구분할 수 없고 사용, 남용, 의존이라는 다양한 단계를 갖는다.

A 씨(50/남)는 가끔 폭음하지만, 평소에는 보통 사람들처럼 자기 주량(소주 1병 반)만큼만 마신다. 빈도는 주 3회 정도다. A는 음주 후 문제 행동도 일으키지 않고, 신체 건강 문제도 없어서 굳이 절주할 필요를 느끼지 않고 살아왔다. 그러던 A 씨가 건강 검진을 받은 뒤 '당신은 지방간이 있으므로 술을 드시면 안 됩니다'라는 권고를 받았다.

A 씨가 아무런 아쉬움 없이 권고를 따를 수 있다면, 조절 능력을 상실했다고 볼 수 없으므로 의존이 아니다. 그러나 A 씨는 평소에 건강을 해칠 만큼 술을 마셔 왔으므로, 술을 적당히

즐기는 단계에서는 벗어나 있다. 이처럼 불필요하게 또는 해롭게 사용하지만 조절 능력은 잃지 않은 상태를 **남용**(濫用, abuse)이라고 한다. 현재의 정신 의학 지침서들은 남용도 의존의 일종이라고 보고 둘 다 사용 장애라 진단한다. 스스로는 조절 능력이 있다고 생각하지만 실제로는 그렇지 않은 경우도 제법 있으므로 남용과 의존을 구분하기 어려울 때도 있다.

> B 씨(23/남)의 생일 파티가 열렸다. 맥주를 한 잔씩 마시고, 친구들은 생일 선물로 B 씨에게 쿠키를 하나 권하면서 이 쿠키가 멋있는 세상을 보여 줄 것이라 말했다. B 씨는 의심 반 호기심 반으로 쿠키를 먹었다. 30분 뒤 B 씨는 이상한 느낌이 들었다. 마음이 나른해지는데, 술에 취한 것과는 달랐고, 무엇보다 주위 사물들이 평소와는 다르게 보였다. 처음에는 신기했는데 나중에는 자신이 낯설고 위협적인 곳에 고립된 듯한 느낌이 들었고, 결국 두려워졌다. 불안해하는 B 씨를 친구들이 응급실로 데리고 갔다. 쿠키에는 대마 성분이 들어 있었다.

B 씨는 쿠키에 향정신성 성분이 들어있으리라는 예상을 한 상태에서 자발적으로 쿠키를 먹었다. 호기심에 이끌려 사용했는데, 결과는 긍정적이지 않았고 응급실에 가야 했다. 현재 사용한 약물 때문에 신체 및 정신 증상이 생긴 것을 **급성 중독**(intoxication)*이라 한다. 예컨대 알코올 급성 중독은 술 취한 상태를 의미한다. B 씨가 겪은 것은 대마 급성 중독이다.

B 씨의 약물 사용은 대마 성분에 취해서 정신 증상을 겪은 것이 문제의 전부다. 그러므로 대마 남용이나 의존이 아니다. 남용이나 의존은 반복적으로 사용하는 경우만 해당한다. 또한 한 번 먹은 대마 쿠키는 B 씨를 의존에 빠지게 하지 않을 것이다. 특히 첫 체험이 부정적이었기 때문에 향후 B 씨가 대마를 다시 사용할 가능성은 높지 않아 보인다. 따라서 B 씨의 증례에서 약물 남용과 관계된 의미는 별로 없다.

의존, 금단, 내성

의존은 신체적 의존과 심리적 의존으로 구분해 볼 수 있는데, 둘 다 약물을 중단하지 못하게 만든다.** 우선 **신체적 의존**은 약물을 오래 사용하면서 몸이 약물에 적응하여, 약물을 사용하는 것이 오히려 더 자연스러운 몸 상태가 된 경우를 말한다. 내성이 생겨 약물을 중단하려고 하면 금단을 겪기도 한다.

---

* 우리말에서는 급성 중독(intoxication)과 의존(dependence) 모두 중독이라고 하므로 혼란이 올 수 있어서, 이 책에서는 약물에 취한 상태를 중독이 아닌 급성 중독이라 부를 것이다.
** 공식 진단체계는 심리적 의존과 신체적 의존을 구분하지 않는다.

C 씨(45/남)는 거의 매일 저녁 술을 마시고 잔다. 어떤 날은 아침에 일어나면 속옷은 식은 땀에 젖어 있고 손이 떨린다. 경험적으로, 이 불편감은 술을 한잔 마시면 10분 내로 해소된다는 것을 잘 알고 있어서 C 씨는 아침 식전에 어제 남은 술을 한 모금 마신다.

이런 상태가 되면 자기 결심만으로 술을 끊기가 어렵다. 치료를 받아야 한다. 술을 안 마시고 버티면 몸이 비정상적 상태가 되기 때문이다. 신체적 의존을 가장 잘 일으키는 약물은 모르핀, 헤로인, 펜타닐 등의 오피오이드 약물이다. 이 중 모르핀과 펜타닐은 의료 현장에서 진통제로 흔히 쓰는 약인데, 2주 이상 지속적으로 사용한 뒤에 갑자기 중단하면 금단 증상을 일으킬 수 있다.

C 씨처럼 지속적으로 사용하던 약물을 급격하게 중단하거나 줄여서 복용했을 때 신체 및 정신에서 증상이 나타나는 것을 금단(禁斷, withdrawal)이라 한다. 금단은 불쾌감이 매우 강하다. 헤로인 의존인 사람이 약물을 끊지 못하는 것은, 약물의 쾌감보다는 금단의 불쾌함 때문이다. 이상한 이야기 같지만 이 사람들에게 안전한 오피오이드를 공급하면 도움이 될 수 있다.

지속적 음주자가 갑자기 술을 끊었을 때 생기는 알코올 금단은 처음에는 C 씨처럼 식은땀과 손 떨림 정도로 시작하지만,

심한 경우에는 경련(간질 발작), 섬망(정신 혼란) 등 심각한 상황을 만들고 생명을 위태롭게 할 수도 있다. 이 상태를 겪지 않으려면 다시 술을 마시는 수밖에 없다.

금단과 관계 깊은 현상으로 **내성**(耐性, tolerance)*이 있다. 약물을 오래 사용하다 보면 효과가 줄어드는 경우가 생기는데 이때 내성이 발생했다고 한다. 내성이 생기면 같은 효과를 얻기 위해 더 많은 약물을 복용해야 한다. 내성은, 우리 몸이 지속적으로 약물을 사용하는 것에 적응한 상태임을 의미하므로 신체적 의존과 관계 깊다.

> D 씨(25/여)는 대학 신입생 때 맥주 한 컵만 마셔도 정신이 혼미하고 졸음이 쏟아졌었다. 대학 생활을 하면서는 주 1~2회 꾸준히 음주하며 살았는데, 졸업반 때는 한 자리에서 2,000cc를 마셔도 끄떡없게 되었다.

증례의 D 씨가 알코올에 내성이 생긴 상태다. 다양한 남용성 약물에서 내성이 발생하는데, 남용 효과뿐만 아니라 치료 효과에 대해서도 내성이 생길 수 있다. 통증 조절을 위해 모르핀을 처음 사용할 때는 10mg이면 진통 효과가 나타나지만 수년

---

* 내성은 약물 의존의 진단기준 항목 중 하나지만, 내성 자체를 질병으로 보지는 않는다.

간 지속적으로 사용하는 환자가 진통 효과를 보려면 1,000mg이 필요할 수도 있다.

반면, **심리적 의존**은 특별한 신체적 금단 증상은 없더라도 그 약물을 하고 싶은 욕구 또는 갈망감이 매우 높은 상태를 의미한다. 심리적 의존시의 금단은 신체적인 것보다는 심리적 증상으로 나타난다. 안절부절 못 하고, 짜증나고, 정신 집중이 안 되고, 약물 생각에 몰입하는 등의 모습을 보인다. 신체적 금단이 심하지 않은 약물도 심리적 금단은 일으킬 수 있으며, 심리적 의존도 신체적 의존만큼 약물 중단을 어렵게 한다.

E 씨(30/여)는 결혼을 앞두고 이번에는 진짜로 담배를 끊겠다고 결심했다. E 씨는 국가가 지원하는 금연 프로그램에 참여하여 6개월간 금연해 본 적이 있었는데, 사소한 일을 핑계로 옆 사람에게서 '딱 한 대' 얻어 피운 것이 계기가 되어, 그날 저녁 퇴근하면서 담배를 한 갑 사 버렸다. 그 후 모든 것이 무너졌다. 이번에는 독한 결심으로 끊어 보려 했는데, 아침부터 직장에서 정신 집중이 안 되고 짜증이 나고 '딱 한 대만 피우면 모든 평화가 찾아올 텐데' 하는 생각이 머릿속을 맴돌았다. 결국 E 씨는 다시 한 갑을 샀고, 몇 대 피우고는 후회하면서 나머지는 버리고 다음날 새로 한 갑 사는 일을 반복하고 있다.

E 씨는 끊었던 약물을 다시 하게 되는 전형적 사례를 보여준다. 금단의 시기를 잘 넘기고 약물 생각이나 갈망감 없이 지내고 있었지만, 무심코 한번 다시 하면 사라졌던 갈망감이 갑자기 다시 올라와서, 스스로 조절할 수 없는 수준이 된다.

한편, 치료적으로 사용하던 약물에 내성이 생기거나 금단을 겪는 경우는 약물 의존이라 진단하지 않을 수도 있다. 진단하더라도 환자에게 도움이 되지 않기 때문이다.

F 씨(55/남)는 뼈에 전이된 암으로 고통받고 있다. 전신적 전이가 있고 항암요법에도 반응이 없어서 예후는 좋지 않을 것이다. F 씨 치료의 주안점은 암의 관해가 아니라 고통 없이 여생을 사는 것이 되었다. 돌발통[암 환자에게 갑자기 찾아오는 극심한 통증]에 대해 오피오이드 진통제인 펜타닐 구강점막제가 처방되었다. 처음에는 200μg으로 통증이 조절되었고 하루 2~3회만 사용하여도 괴로움 없이 지낼 수 있었다. 6개월이 지나자 F 씨는 800μg을 사용해야 돌발통을 조절할 수 있었다. 사용 횟수도 하루 5번 정도로 늘었다. 진료 때마다 F 씨는 약이 효과가 없으니 더 센 것으로 달라고 강력하게 주장하고, 처방 의사는 난감하다.

F 씨에게 펜타닐 내성이 생긴 것은 분명하다. 하지만 F 씨

가 비의료적 경로로 펜타닐을 구해서 몰래 추가 복용하는 등 이상 행태를 보이지 않는다면, 펜타닐 의존으로 진단하는 것은 의미가 없다. 약물을 사용해야 할 필요가 실제로 있고, 약물 사용이 의학적 처방에 의해 적절히 통제되고 있기 때문이다. 환자의 강력한 요구가 남용 효과에 대한 갈망감 때문인지 통증이 심해서인지는 구별하기 어렵다. 처방의가 약물 사용을 고민하는 이유는 F 씨가 펜타닐 의존이어서가 아니라 펜타닐 내성이 무한정 높아질 수 있기 때문이다. 원하는 대로 증량해 주다 보면, F 씨는 여명 기간 동안에 아무리 고용량의 펜타닐을 써도 진통 효과를 얻을 수 없는 상황까지 올 수 있다.

문화 속에서 달라지는 약물 사용의 의미

지금까지 약물을 사용하는 몇 가지 행태를 의학적 관점에서 보았다. 그러나 약물 사용과 관계된 문제는 전적으로 의학적 측면에 의해서만 결정되지 않는다.

G 씨(35/남)는 라이브 공연으로 유명한 록 가수다. 많은 관객들은 그의 마법 같은 공연에 빨려 들어간다. 그런데 G 씨의 비밀 중 하나는 공연 전에 대마초를 피우는 것이다. 원래 G 씨는 무대 공포증이 있었지만 공연 전 대마초를 피우고 나서부터는

무대 공포증이 없어졌다. 그러면서 대마 효과로 감각 세계가 더 화려해지고 멋있게 되어, 관객들에게 영감을 전달하는 공연이 가능하게 되었다.

H 씨(35/남)는 직장인인데, 가끔 취미로 친구들과 대마초를 피운다. 주말에 친구 집에 모여서 흡연을 시작했을 때 직장 상사로부터 긴급 상황이 일어났다는 전화를 받았다. 괜찮겠거니 하고 차를 운전해서 직장으로 향하는데, 도로가 휘어져 보이고 신호등 불빛이 헷갈리는 체험을 하다가 갓길에 주차해 있던 다른 차를 들이받았다.

G 씨가 겪은 것과 H 씨가 겪은 것은 의학적으로는 같다. 불안이 없어지고 변형된 지각 체험을 하는 것으로 대마 급성 중독이다. 두 사람 다 대마 남용을 진단할 수도 있다. 그런데 G 씨에게 대마는 멋있는 공연이라는 긍정적인 결과를 만들어 주었고, H 씨에게 대마는 교통사고를 일으키도록 했다. 결과가 엄청나게 차이난 이유는 약물 자체가 아니라 약물을 사용한 환경의 차이에서 온다.

참고 문헌
World Health Organization. The ICD-10 Classification of Mental and l Disorders. Clinical descriptions and diagnostic guidelines., Geneva, WHO; 1992
American Psychiatric Association. Diagnostic and Statistical Manual of Mental Disorders. 5th ed (DSM-5). Arlington: American Psychiatric Publishing; 2013.가

3

중독은 어쩌다
병이 되었나?

술은 수천 년 인류 역사를 거쳐 전승된 문화적 아이템이다. 술 취한 사람들이 벌이는 사건들은 병의 증상이 아닌 일상생활의 사건들이다. 술에 탐닉해서 자신의 사회적 역할을 그르치는 사람은 환자가 아니라 악인이나 의지박약자다. 마크 트웨인(1835~1910)의 소설 《허클베리 핀의 모험》에 등장하는 허클베리의 아버지는 망나니 알코올 중독자의 전형일 뿐 환자의 모습은 아니다. 그런데도 '알코올 중독'을 병으로 보아야만 할까? 알코올 의존을 어떤 현상으로 이해할 수 있을까?

나쁜 영혼, 나쁜 마음

알코올 의존을 치료하는 공동체인 **익명의 알코올 중독자들**(Alcoholics Anonymous, AA)은 1935년 미국에서 시작되었다. 종교 모임은 아니지만, 기독교적 배경이 뚜렷한 이 모임은 겸손함을 통해 영적 각성을 얻고, 악행을 극복함으로써 알코올 의존을 치료하는 모델을 따른다. 따라서 알코올 의존을 영혼의 결함으로 보는 경향이 있다. 현재도 AA는 알코올 의존 치료의 큰 몫을 담당하고 있으며 AA의 기법을 의학적 치료에 참고하기도 한다. 하지만 AA와 의학은 중독을 바라보는 관점이 많이 다르다.

알코올 의존을 나쁜 버릇이나 인지적 오류에 기인한다고 보고, 행동 수정과 인지 재정립을 통해 고쳐야 한다는 관점도 있다. **인지행동 치료**(Cognitive-Behavioral Treatment, CBT)나 **동기강화 치료**(Motivational Enhancement Treatment, MET)를 통해, '어떤 자극을 받으면 자동적으로 음주로 이어지던 습관을 수정'하거나 '음주에 대한 양가감정을 해소하여 금주 동기를 높이는 것'을 음주 문제 해결법으로 제시한다.

AA, CBT, MET 등은 신체 검진하고 투약하는 의학적 방법이 아니지만, 알코올 의존 문제를 해결하는 데 기여하고 있다. 그러므로 알코올 의존은 병으로 보지 않아도 해결할 수 있을 것 같다. 또한 의학계는 알코올 의존을 병이라 선언한 지 오래 되었음에도, 고혈압이나 당뇨병을 치료하는 방법으로 알코올 의존을 치료하려는 움직임을 활발히 하지 않았다. 그래서 중독은 병도 아니고 병이 아닌 것도 아닌 애매한 것이 되었다.

진화적 불일치의 결과

중독이 질병인지에 대한 통찰을 얻으려면, 진화적 관점에서 문제를 조망하는 것도 하나의 방법이다. 생존에 필요한 자원을 추구하는 행위와 중독성 자원을 추구하는 행위를 진화적 관점에서 비교하는 것이다.

우리는 삶에서 늘 욕구 충족을 지향한다. 여기서 욕구하는 대상은 크게 두 종류로 나뉜다. 충족되지 않으면 삶이 유지될 수 없는 생존에 **필수적인 욕구**와 그렇지 않은 욕구이다. 필수적 욕구는 진화의 과정을 거치며 튜닝된 것이다. 필요한 만큼 추구된 뒤에는 사라졌다가 시간이 지나면 다시 발생한다. 따라서 배가 고프면 밥을 먹지만 적당히 먹고 나서는 포만감을 느끼고 더 이상 식욕이 생기지 않는다. 욕구의 **항상성**(恒常性, homeostasis)이 조절되는 것이다.

그러나 술, 약물, 도박 등 남용성 욕구는 욕구 자체를 위해 추구된다. 이 경우, 소비한 뒤 포만감(음성 피드백)이 따르지 않으므로 욕구를 지속적으로 추구하게 된다. 일부 약물은 음성 피드백을 넘어서 욕구의 양성 피드백을 유발하기도 한다. 이는 욕구가 더 강해지고 지속적인 추구를 유도하는 결과를 초래한다.

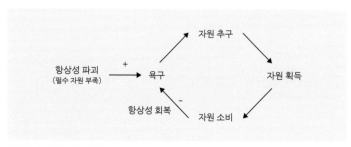

[그림] 욕구의 항상성 조절

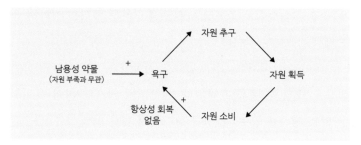

[그림] 항상성 조절되지 않는 욕구

　이런 자원의 공통점은 생존에 필요하지 않은 잉여물이라는 점이다. 이것들은 필수적 욕구가 충족된 뒤 남는 시간에 즐기는 취미 생활용 아이템으로, 인류가 진화할 때는 존재하지 않았다. 따라서 우리 뇌에는 이런 대상에 대한 욕구를 항상성 조절하는 회로가 만들어져 있지 않다.

　따라서 항상성 회복 여부는 필수적 대상과 중독성 대상을 구분하는 결정적인 차이점이다. 정리하자면 **진화론적 관점에서**

중독은 '항상성이 조절되지 않는 대상을 추구하다 보면 발생하는 현상'이다. 욕구 대상을 추구하는 기전은 오래전에 진화한 것인데, 이 진화 이후 새롭게 등장한 문화적 대상은 오래된 기전으로는 적절히 조절할 수 없다.

문화적 현상

생존에 필수적이지 않으면서 즐거움을 주는 것들이 우리를 중독시킨다. 중독을 나쁜 것으로 보는 전통적 관점은 여기서 기인하는 것으로 보인다. 쾌락을 추구하는 것은, 금욕을 덕목으로 삼는 전통적 윤리관에 부합하지 않기 때문이다.

금욕주의 윤리관은 동양에서는 성리학적 전통이며, 서양에서도 고대의 플라톤에서 중세의 기독교를 거쳐 인류의 정신세계를 지배해 왔다. 반면 쾌락의 가치는 20세기 들어서야 떳떳하게 주장되었다. 특히 1960년대에 세계를 풍미했던 **반문화**(counterculture)를 이끈 히피(hippy)들은 대마초와 LSD등 환각성 약물의 가치를 찬양했다. 반문화를 냉전시대의 경직된 문화를 타파하려는 움직임이라 본다면, 약물은 금욕주의의 안티테제로 등장한 것이다.

한편, 반문화와 궤를 같이 하여 **반정신 의학**(anti-psychiatry)이 일어났는데, 이 계열의 정신 의학자 **사즈**(Thomas Stephen

Szasz, 1920 ~ 2012)는 환각성 약물의 사용을 옹호하였고, 약물 사용을 질병으로 보는 것을 의학과 정치의 야합이라 했다. 정신의학자지만 약물 남용을 질병으로 보아서는 안 된다고 주장한 것이다. 금욕주의와 그 대극인 반문화는 약물 의존 또는 남용을 악으로 보는지 가치로 보는지에서 극명한 차이를 가졌지만 두 관점 모두 의학적 질병으로 자리매김하지는 않았다.

병이라고 약속된 것

중독을 병이라고 하려면, 먼저 애주가가 취미 생활로 술을 즐기는 것과 알코올 의존 환자들이 폭음하는 것이 생리적으로 다른 현상이라는 것을 보여 줄 수 있어야 한다. 알코올 의존이 고유의 병적 과정과 관계된다는 것을 알게 되면, 사람들은 비로소 그것을 질병이라 인정할 것이다.

앞서 '조절 능력의 저하'를 약물 의존의 핵심적 병리라 지목했다. 그러나 고유의 변화가 있다는 것은 필요조건일 뿐, 사회에서 질병으로 인정받기 위한 충분조건은 아니다. 비만이 병인 것은 비만에 이르는 질병 과정이 밝혀졌기 때문이 아니라, 이러한 상태를 병으로 보자는 사회적 합의가 있기 때문이다. 중독도 마찬가지다. **질병 과정이 뚜렷하더라도, 중독이라는 현상을 병으로 볼 것인지 여부는 궁극적으로 사회적 합의에 의존한다.** 반정신 의학자들이 중독을 질병으로 보기를 거부한 이유도 여기에 있다. 의학은 냉랭한 자연과학이 아니다.

질병에 대한 사회적 합의는 의료계가 주도하겠지만, 제약 업계, 시민 단체, 법조계 등 다양한 직역의 견해도 반영된다. 합의하는 이유는 그렇게 하는 것이 사회 전체적으로 '선(善)'이 되기 때문이다. 병으로 승인하면 환자를 진단하고 치료하기가 가능해진다. 이를 통해 환자 개인의 복지가 증가하고 결국 사회 전체의 복지가 증가한다면, 중독은 병이라고 보는 것이 더 좋을 것이다. (물론 이 복잡한 판단에는 제약 업계 등 특정 집단의 사적 이익이 함정으로 숨어 있을 수도 있다.) 중독을 질병이라 선언한 것도 이러한 자연과학적-정치적-사회적 합의의 결과다. 게임 중독이 질병인지, 아닌지를 놓고 우리 사회에서 벌어졌던 논란은 이런 사정을 반영한다.

나 스스로의 판단

누군가를 환자로 볼 것인지 아닌지는 사람에 따라서도 달라진다. 대표적으로 게임 중독에 걸린 청소년과 부모 사이의 견해 차이는 게임의 문화적 가치를 해석하는 데서 나타난다. '게임이라는 무가치한 것'을 추구하는 증상과 '삶을 즐겁게 하고 공부의 스트레스에서 벗어나게 해 주는 가치'를 추구하는 취미 생활은 같은 것이다. 마찬가지로 알코올 의존 환자들은 자신이 환자가 아닌 술 애호가일 뿐이라 주장한다.

이때 **중요한 것은 '불필요한 것을 하는가?'가 아니라 '건강한 생활을 위해 필요한 다른 것들도 잘 하고 있는가?'가 된다.** 치료 목표도 중독 행위를 못 하게 하는 것이 아니라 건강한 생활을 하도록 돕는 것이 된다. 물론 무엇이 건강한 생활인지 판단하기는 애매하다. 학교에 가지 않고 게임하는 청소년은 대개의 사람이 문제가 있다고 판단하겠지만, 학원 수업을 부모 몰래 빼먹고 PC방에 가는 일탈을 건강한 생활에서 벗어난 행위로 볼 것인지에 대해서는 사람마다 의견이 다를 것이기 때문이다. 그러므로 개인적 차원에서 중독을 판단하기 위한 궁극적인 기준은 한 개인의 삶에서 무엇이 선이며 어떤 것이 그의 복지를 증진하는지에 달려 있다고 볼 수 있다.

손상된 자율성

인간은 자율적인 존재여야 한다. 그런데 질병은 환자를 제한한다. 당뇨병은 맛있는 식사를 제한하고, 골절은 움직임을 제한한다. 우울증은 생활 에너지를 박탈하고, 치매는 기억력을 박탈한다. 병에 의해 제한되거나 박탈당하지 않았더라면, 환자들은 자신의 뜻대로 더 멋있는 삶을 살았을 것이다. 내 몸에 어떠 사건이 발생한 결과 내 삶이 제한되고 자율성이 손상되는 일은 모든 질병에서 공통적으로 나타난다. 중독을 질병으로 보는 가장 중요한 이유도 중독이라는 몸 상태가 개인의 **자율성**을 제한하기 때문이다.

그런데 중독은 다른 질병보다 독특한 측면이 있다. 대개의 질병에서, 자율성 제한은 질병이 몸이나 마음을 손상시킨 결과로 발생한다. 반면 **중독은 자율성의 손상 자체가 질병의 핵심이다.** 중독은 조절 능력 손상으로 정의되는데, 조절은 자율성에 기반하는 행위이기 때문이다. 건강한 일상생활을 유지하면서 취미 생활로 가끔 술이나 약물을 사용하는 것은 병이 아니다. 물론 약물을 자율적 사용했다고 믿는 것과 약물에 가스라이팅 당한 상태를 사용자 본인조차 구분 못 하는 경우도 있을 수 있다.

병의 치료는 손상된 기능을 복구함으로써 자율성을 회복하는 것이지만, 치료 자체도 자율성 손상을 일으킨다. 수술을 받기 위해 멋진 여행을 포기해야 하는 일이 생긴다. 치료로 감소되는 자율성이 치료로 회복되는 자율성보다 더 크다면 치료하지 않는 것이 더 낫다. 무의미한 연명 치료에 대한 논란도 이런 관점에서 불거진다. 연명 치료는 존엄사를 선택할 자율성을 훼손시키기 때문이다. 알코올 의존 환자를 격리하는 것은 술이 만드는 자율성 상실 문제를 드러나지 않게 만들지만, 사실상 개인의 신체적 자율성을 박탈하는 조치이므로 좋은 치료가 될 수 없다.

중독성 자원은 사회적 해악일까?

생각해 보자. 생존에 필수적인 욕구만 추구했다면 우리는 문화를 갖지 못하였을 것이다. 문화의 본질은 생존을 넘어선 가치를 찾는 과정이다. 모바일 게임은 중독을 일으키지만 지구촌 수많은 사람들의 여가를 책임지는 핵심적인 문화 아이템이다. 술 한잔하면서 벗들과 이야기하는 것은 우리를 행복하게 한다. **중독을 일으키는 모든 것들은 문화적 산물이며 문화가 없다면 중독도 없다.**

우리는 지금 여기서 문화의 가치를 듬뿍 누리면서 살고 있다. 그러나 햇살 바른 양지 뒤쪽으로는 그늘이 생기기 마련이다. 중독은 문화 속에서 삶의 즐거움이라는 가치를 추구하는 과정에서 부딪히게 되는 부작용이다. 중독 문제를 바라보는 의학적 이해와 문화적 이해는 결코 배타적이지 않다. 따라서 문화생활을 하는 사람에게 생기는 의학적 질병을 이해하려면 질병과 관계된 문화적 배경을 알아야 한다. 질병에 대한 치료도 의학적-생물학적 처치뿐만 아니라 사회적-문화적 처치까지 포함해야 할 것이다.

참고 문헌

박창중, 강웅구 (2018) 진화정신 의학 II-진화적 관점에서 본 정신 기능 및 정신 질환. 신경정신 의학 57: 173-189

4

행복과 파멸 사이에
놓인 사람들

요즘은 '중독 시대'다. 스마트폰을 사용하는 사람 대부분은 숏츠 중독, SNS 중독, 게임 중독, 쇼핑 중독, 도박 중독 중 어느 한두 가지에 걸려 있을 것이다. 뉴스나 신문에는 연일 마약 사범 수가 사상 최고치를 찍었다는 소식, 주식 혹은 코인에 중독되었다가 전 재산을 날려버린 사람들의 이야기가 들려온다. 하지만 중독은 요사이에 생긴 현상이 아니다. 중독성 약물은 인류의 문명의 시작과 함께 사용되어 왔다.

인류는 실로 오래 전부터 화학 물질로 정신 기능을 조절해 왔다. 대마는 고대 인도에서 명상을 도와주는 약물로 사용되었다. 미주 대륙 원주민이 종교 의식 전에 복용하였던 선인장에는 환각제 메스칼린이 들어있으며, 일할 때 피로를 잊기 위해 씹었던 코카나무의 잎은 정신 자극제인 코카인을 담고 있다. 지금도

가톨릭 미사 집전에는 에탄올을 포함한 포도주를 사용한다.

술은 역사적으로 가장 오래된 정신 활성 물질 중 하나인데, 그 문화적 가치는 물론 문제점도 오래전부터 알려져 있었다. 이미 구약성서에 술이 일으킨 도덕적 일탈이 기록되어 있고[창세기 19:31-33], 코란에도 정신이 흐려진 상태에서 예배하게 만드는 해로운 것이라 기록되어 있다[코란 4:43]. 그러나 예수님이 행한 첫 기적은 잔칫집에서 술을 만들어 낸 것이었다[요한 2:1-11]. 이백(李白)의 시 한 수는 술 한 잔과 맞물려 있다. 술은 사회적 문제를 일으키는 나쁜 것이지만 동시에 인류 문화에 풍부함을 더하기 위해 필요한 좋은 것이다.

왜 마약과 술은 우리를 행복하게 하기도 하고 우리의 삶을 파괴하기도 할까? 이 양면성이 바로 중독을 이해하기 위한 핵심이다. 그 전에, 우리나라를 배경으로 한 정신 활성 물질의 역사를 간단히 알아보자.

우리나라 정신 활성 물질의 역사

아편의 시대

우리나라에서 양귀비(아편)는 오래전부터 약제로 사용되어 왔으나 유희적 **아편** 사용이 성행하지는 않았다. 그러다 조선 말기 청에서 아편 흡연이 전래되면서 아편 남용의 역사도 시작되었다. 의료용 약제 **모르핀**[아편의 유효 성분]도 비슷한 시기에 도입되었다. 신의료를 펼치던 의사와 선교사들은 선의로 이를 널리 처방했지만, 그 결과 많은 중독자가 발생했다.

일제 강점기 조선총독부는 조선에서 아편을 전매 작물로 생산하여 외국에 수출하였는데, 국내 유통을 통제하였음에도 불구하고 국내에 많은 중독자가 발생했다. 의료용 모르핀의 남용도 여전했다. 해방 후에도 정부는 마약 문제에 적극적으로 대처할 능력이 없었고, 의료용 아편계 약물도 무분별하게 처방되어서 더 많은 중독 환자를 만들어냈다. **마약법**이 1957년 제정되면서 비로소 아편계 약물에 대한 통제가 이루어지게 된다.

대마초의 시대

폐쇄적 사회였던 우리나라였지만, 1960~1970년대의 베트남 파병은 불법 아편류 반입의 경로가 되었다. 이 시기에 더 중요하게 짚어야 할 부분은 미군을 통해 **대마초**가 반입된 것이다.

1960년대 세계를 휩쓴 **반문화 운동**에서, 환각제 LSD와 대마초는 젊은이들에게 있어 체제 저항을 상징하는 아이콘이었다. 외국보다 시기는 조금 늦었지만, 우리나라에서도 1970년대의 억압적인 정치 체제 아래서 대마초를 흡연하는 젊은이들이 있었다. 마찬가지로 기성세대에 대한 저항의 표시였다. 권위주의 정부는 대마초 흡연을 강력하게 단속하고 처벌했다. 미군 클럽 등에서 노래하며 당대 젊은이 문화를 대표하던 가수들의 다수가 대마초에 연루되어 처벌 받았고, 자유와 낭만을 이야기하던 이들의 노래는 퇴폐적 가요로 지목되어 금지곡이 되었다.

필로폰의 시대

1980년대 **필로폰**(메스암페타민)의 시대가 시작되었다. 2차대전 중 일본에서 전략적으로 사용되었던 각성제인 필로폰은 전후 일본에서 남용 약물이 되어 유행했다. 일본 정부는 자국내 필로폰 제조를 강력하게 금지시켰는데, 그 결과 우리나라가 일본에 필로폰을 공급하는 기지가 되었다. 우리나라에서 생산된 필로폰이 국내에 유통되면서 국내 사용자들이 늘어났다. 우리나라도 필로폰 생산과 사용을 규제하였지만, 필로폰은 중독성이 워낙 높아서 이미 중독된 사람들의 강력한 수요가 있었다. 그 결과, 우리나라는 외국에서 필로폰을 수입하게 되었다. 다만, 이때까지의 필로폰 사용자들은 평범한 시민들과는 다소 거리를 두고 살아가던 특정 하부 문화에 속하는 사람들이었다. 일반인들은 필로폰에 쉽게 접근할 수 없었으므로 사용자 수는 제한적이었다.

한편 1980년대 청소년들은 골방에 모여서 **본드**와 **부탄가스**를 흡입하는 문화를 가졌었는데, 이 물질들은 중독성보다는 위험성 때문에 사회 문제가 되었다. 사용 중 질식사 및 폭발 사고 등 위험한 사건들이 드물지 않게 일어나자 본드 및 부탄가스는 청소년 구매 금지 품목으로 지정되었다.

온라인 다약물 시대

마약류에 대한 규제가 매우 엄격하게 시행되어 '마약 청정 지역'이었던 우리나라도 세계화 물결에 편입되면서 이제는 약물의 반입을 차단하기가 어렵게 되었다. 약물이 다크웹과 텔레그램 등을 통해 거래되면서 **물리적 접근성**이 크게 높아졌고, 그 결과 평범한 시민들과 청소년들까지도 필로폰을 구할 수 있게 되었다. 물질 남용이 흔한 외국에서 교육 받은 젊은이들은 귀국해서 다른 젊은이들에게 약물 사용 문화를 전파하는 역할을 하고, 클럽에서 약물을 하는 것이 쿨한 것으로 인식되면서 이제는 약물의 **심리적 접근성** 역시 크게 높아졌다.

우리나라의 약물 사용 양상은 점점 더 외국과 동조되고 있다. 헤로인이 오피오이드 약물의 대표였던 시절, 우리나라에서는 오피오이드 문제가 흔하지 않았다. 헤로인은 원료 작물인 양귀비가 있는 곳에 생산 기지가 세워지고 오프라인 시대의 방식으로 거래와 유통이 이루어졌기 때문에, 국내에서는 접근성이 낮았기 때문이다. 반면 신세대 오피오이드 약물인 펜타닐은 우리나라와 외국에서 동시에 문제가 되고 있다. 펜타닐 이외에 엑스터시, 케타민, LSD, 합성대마 등도 이제는 우리나라에서 흔히 접할 수 있게 되었다.

중독 문제는 사회적 상황에 영향을 받는다. 의학적 관점에서 해석하면, 중독이라는 질병도 다른 질병들과 마찬가지로 환경의 영향을 많이 받는 것이다. 곧 환경의 변화를 살펴봄으로써 향후 질병의 발생 추이를 예측할 수도 있다. 전 세계적으로 다양한 약물을 아무나 구할 수 있게 된 오늘의 환경 변화는, 중독이라는 질병이 지구촌에 팬데믹으로 퍼져 나갈 수도 있음에 대한 경고가 된다.

중독은 얼마나 흔할까?

남용되는 다양한 약물들의 효과는 서로 다르다. 한 사람이 그중 어떤 것을 사용하는지는 '어떤 효과를 얻고 싶은가?'도 관계되지만, 그보다는 '얼마나 구하기 쉬운가?'라는 접근성에 따라 결정되는 경향이 있다. 알코올은 중독성이 크게 높은 약물은 아니지만 음주가 금지된 문화권을 제외하고 세계 어디서든 알코올 중독이 흔한데, 술이 가장 구하기 쉽기 때문이다. 약물만 그런 것이 아니다. '인터넷 게임 중독'이 유독 우리나라에서 문제되는 것은 스포츠 클럽이나 예술 활동 등 다른 청소년 취미 생활은 잘 발달되어 있지 않은 상태에서 초고속 인터넷 시스템만 발달되어 있기 때문이다.

따라서 **어느 시기 어느 사회에서 어떤 중독이 흔한지는 중독이라는 질병 자체의 특성보다는 사회문화적인 상황을 반영한다.** 18세 이상 74세 이하 남녀를 대상으로 조사한 자료에 의하면 우리나라에서 술과 담배 사용 장애(중독) 유병률은 다음과 같다.

A) 1년 유병률 (%)				B) 평생 유병률 (%)			
조사 시점	2001	2006	2011	조사 시점	2001	2006	2011
알코올 사용 장애				알코올 사용 장애			
남	11	8.7	6.6	남	25.2	25.5	20.7
여	2.6	2.5	2.1	여	6.3	6.9	6.1
전체	6.8	5.6	4.4	전체	15.9	16.2	13.4
담배 사용 장애				담배 사용 장애			
남	12.1	10.8	7	남	18.7	16.3	12.7
여	1.1	1.1	0.9	여	1.6	1.6	1.7
전체	6.7	6	4	전체	10.3	9	7.2

[표1] 한국의 알코올 및 담배 사용 장애 유병률

2001년부터 10년이 지나는 동안 남성 유병률은 뚜렷하게 감소하였는데, 이런 추세는 술과 담배 이외의 즐길 거리가 다양해지는 시대적 변화를 반영한다. 여성 유병률은 감소 추세가 두드러지지 않는데, 이는 양성 평등이 강조되면서 여성에 대한 약물의 심리적 접근성이 높아졌기 때문으로 보인다. 그렇게 중독이라는 병은 유기체처럼 움직인다.

참고 문헌
한국의 정책연구_Ⅲ. 한국의 마약류 역사 및 대처 노력
　　(http://antidrug.drugfree.or.kr/page/?mIdx=191&mode=print&idx=1064)

2장

우리 뇌는 어떻게 중독되나?

5
중독이 뇌를 조종하는 법

중독은 전에 없던 병적인 뇌 과정이 새로 생기는 것이 아니다. 우리의 몸이 건강하게 동작하기 위해 사용하는 정상 생리적-심리적 과정들의 조합이지만, 특정 조건에서 건강한 생존을 해치는 방향으로 귀결되는 것이 중독이다. 중독의 임상적 정의인 조절 능력 저하는 욕구 추구가 욕구를 조절하려는 힘보다 더 강력한 경우를 의미한다. 여기서는 욕구 대상의 추구와 관련된 뇌의 기전들을 설명하려 한다.

내 몸을 자동 조절하는 항상성(homeostasis)

항상성이란 체온이나 혈당치처럼, 우리 몸의 정상적 동작과 관계된 주요 지표가 일정한 범위 안에서 자동 조절되는 것을 말한다. 어떤 지표가 한 방향으로 지나치게 치우치게 되면 반대쪽으로 작용하는 기전이 활성화됨[음성(陰性) 되먹임]으로써 항상성 조절이 이루어진다. 자동 온도조절 냉방 시스템을 생각하면 된다. 항상성 조절 능력은 태어난 이후에 학습되는 것이 아니라 태어날 때부터 우리 유전자에 새겨져 있다.

이 기능은 체온처럼 내가 신경 쓸 필요 없이 완전하게 자동 조절되는 경우도 있고, 조절을 위해 내가 무언가를 해야 하는 경우도 있다. 혈당이 정상보다 떨어지면 먼저 간에 저장되어 있던 자원이 동원되어 혈당을 올린다. 이때 나는 내 몸에서 어떤 일이 일어나는지 전혀 느끼지 못한다. 그러나 아침을 굶어서 저장된 자원이 소진된 상태라면, 혈당이 떨어졌을 때 나는 배고픔을 느끼게 된다. 이때의 혈당 저하는 외부 자원을 공급받아야만 해결 가능하다. 배고픔이라는 느낌이 그런 행위를 하도록 나에게 지시하는 것이다. 그래서 점심을 먹으러 가고, 식사 후 혈당은 정상화되며 저녁 때까지는 더 이상 배고픔을 느끼지 않는다.

완전한 자동 조절은 아니지만, 배고픔이 나에게 요구하는 범위 내에서 먹는 것이므로 전적으로 수동조절하는 것[내 마음대로 하는 것]도 아니다. 배고파서 식사한 뒤에 느껴지는 **포만**

감은 더 이상의 식사를 하지 않도록 만드는 느낌으로, 음성 되먹임이 작동한 결과다.

항상성으로 조절되는 욕구는 진화 과정에서 생존을 유지하기 위해 필수적이었던 욕구들이다. 그런데 항상성과 관계없는 욕구가 있다면, 그 욕구를 많이 추구하더라도 음성 되먹임, 즉 포만감이 생기지 않는다. 이 점이 문화적-중독성 욕구들의 공통적 특성이다. **문화적 욕구는 필수적 욕구가 해결된 뒤 삶을 즐기기 위해 생겨난 것으로, 인류 진화기에는 존재하지도 않았던 것들이다. 우리 유전자에는 이런 욕구 추구를 조절하기 위한 행동 양식이 애초부터 새겨져 있지 않았다.**

사냥하기와 먹기

욕구 대상을 추구하고 즐기는 행위는 두 단계로 나누어 볼 수 있다. 배고픈 사자가 영양을 사냥하는 경우를 예로 들어 보자. 첫 단계는 욕구 대상을 획득하는 단계다. 배고픔[항상성 파괴]은 눈앞의 영양을 욕구 대상으로 만들고, 사자는 자기 힘을 쏟아서 그 대상을 추구, 사냥하게 된다. 주의력은 높아지고 뇌 도파민도 상승한다. 힘든 싸움 끝에 드디어 사자는 영양을 잡는다. 이 단계는 대상을 즐기는 것이 아니라, 대상을 얻기 위해 자기 에너지를 투자하고 열심히 노력하는 것이다.

그렇게 에너지를 투자해서 욕구 대상을 얻으면, 사자는 비로소 그것을 누릴 수 있게 된다. 그런데 사자가 잡은 영양을 뜯어먹을 때는 많은 노력을 필요로 하지 않는다. 주의력을 세울 필요도 없다. 항상성을 회복시켜 주는 식사를 하면서 뇌 도파민은 떨어지고, 배를 채우고 나면 포만감과 함께 나른해져 꾸벅꾸벅 졸게 된다.

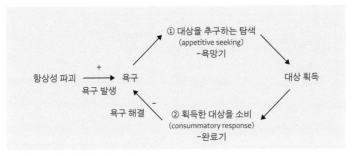

[그림] 욕구 추구: 탐색 단계와 소비 단계

이를 그림으로 정리해 보자. 먼저 욕망기에는 대상에 대한 욕구가 강하게 일어나고, 이 욕구를 충족시키기 위한 준비나 추구가 시작된다. 완료기는 실제로 대상 소비가 이루어지고, 욕구가 충족되는 상태를 말한다. 중독은 완료기가 아니라, 욕망기에서 과도한 대상 추구가 시작될 때 발생한다. 즉, 중독은 대상의 소비가 증가하는 것이 아니라, 대상에 대한 추구가 비정상적으로 강해져서 통제할 수 없을 정도로 지속되는 상황이 핵심이다.

다시 요약하면, 욕구는 항상성 파괴 때문에 유발된다. 그리고 욕구 추구는 대상을 획득하려 적극적으로 행위를 하는 시기[**욕망적**(appetitive) **행위**]와 획득한 것을 소비해서 항상성을 회복하는 시기[**완료적**(consummatory) **행위**]로 구분할 수 있다. 그런데 **약물 의존은 두 번째가 아닌 첫 번째 단계의 병이다.** 알코올 의존은 술을 많이 마시는 병이 아니라 술을 추구하려는 노력이 매우 강력한 상태를 의미한다. 그 추구가 항상성과 관계없고, 그 노력이 내가 좋아서 자율적으로 하는 것과는 다르다는 점이 이 상태를 병으로 보는 근거가 된다. '중독은 쾌락을 너무 많이 소비하는 것'이라는 통념은 잘못된 것이다.

중독 상태에 적응된 몸

냉방 시스템의 비유를 계속해 보자. 여름날 어떤 집은 냉방기 가동을 20도에 맞추어 놓고 살았다. 온도가 20도보다 높으면 에어컨이 가동된다. 바깥 온도가 25도일 때까지는 이정도 조절이면 충분했다. 그런데 이번 여름은 유난히 더워서 30도가 넘는 날씨가 계속되었다. 냉방 온도를 20도에 맞추었더니 하루 종일 에어컨이 가동되고 전기 요금이 장난 아니게 청구되었다. 이럴 때 현명한 가족이라면 어떻게 할까? 실내 온도 설정을 25도로 올린다. 처음에는 조금 덥게 느껴지지만 시간이 지나면 25도에 익숙해진다. 에어컨 가동을 위한 에너지 소비도 훨씬 줄어서

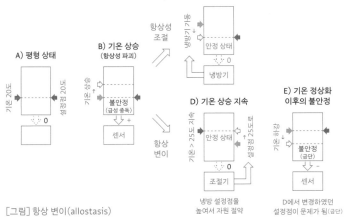

[그림] 항상 변이(allostasis)

경제성도 확보된다. 항상성 설정점을 20도에서 25도로 바꿈으로써, 지속되는 환경 변화에 대해 경제적으로 대응하는 방법을 찾은 것이다.

우리 몸의 **항상성 설정점이 이렇게 바뀌는 것을 항상 변이 (allostasis)라 한다.** 술을 자주 마시다 보면[지속적 환경 변화] 우리 몸은 거기 적응해서, 술의 영향력 아래서 몸이 제대로 동작하도록 변화한다. 그러다가 갑자기 술을 끊으면 몸에 이상이 발생한다. 이것이 알코올 금단이다.* 바깥 기온이 다시 25도가 되었는데도 온도 설정이 바뀌지 않고 25도로 유지된다면, 가족들은 에어컨이 고장났다고 느낄 것이다. 설정을 20도로 되돌려 놓아야 냉방의 효과를 얻을 수 있다. 항상 변이된 상태도 원래대로 되돌려져야 '술을 안 마시는 것이 정상인 상태'로 복귀한다. 약물 의존을 치료할 때 항상 변이를 되돌리는 단계를 **해독 치료** (detoxification)라 부른다. 환자에게는 몸에 쌓인 술 독(毒)을 빼는 치료라 설명한다.

중독 학습

학습은 반복적 체험을 통해 두 사건 사이의 연관성을 알게 되는 것이다. 학습하면 인지, 태도, 행동 등에 변화가 와서 반복적으로 접하는 환경에 더 효율적으로 대처하게 되므로, 학습 능력은 생존을 위해 매우 중요하다. 그러나 건강한 생존을 위협하는 약물 의존도 약물을 사용했던 체험이 학습되면서 일어난다.

---

* 알코올은 생존에 필수적이지 않으며 항상성 조절이 되지 않는다. 그러나 독성으로 인한 불쾌감 때문에 음성 피드백에 의해 조절되며, 그 주량은 쾌감보다 불쾌감이 커질 때까지이다.
  또한 알코올은 뇌세포 흥분성을 억제하는데, 알코올에 대한 항상 변이 상태에서는 뇌세포 흥분성이 높아져서 이를 상쇄한다. 그러다가 알코올을 중단하면 높아진 흥분성이 상쇄되지 않고 드러나서 경련이나 섬망이 일어난다.

학습이 이루어지려면 두 가지가 중요하다. 자극의 인센티브 가치와 두 사건 사이의 시간 간격이다. 투약 즉시 강한 보상을 얻는 정맥 주사는 중독성이 높다. '학습 이론'하면 금방 떠오르는 두 연구가 있다.

첫 번째는 고전적 조건화(classical conditioning)이다. 이는 **파블로프**(Иван Петрович Павлов, 1849-1936)의 실험으로 유명하다. 개에게 먹이를 주면 침을 흘리는데[**무조건 반응**], 먹이 주기 전에 종소리를 들려주는 것을 반복하다 보면, 나중에는 개가 종소리만 들어도 침을 흘린다는 연구다. 개가 종소리[**조건 자극**]와 먹이[**무조건 자극**] 사이의 관계를 학습하였기 때문에 침을 흘린다[**조건 반응**]고 해석된다. 삼겹살 구이를 보면 소주 한잔 생각나는 원리이기도 하다.

두 번째는 조작적 조건화(operant conditioning)**이다. 이는 **스키너**(Burrhus Frederic Skinner, 1904-1990)의 실험으로 유명하다. 조작이란 실험 대상이 어떤 의도적 행위를 한다는 의미다. 실험 장치에 들어있는 쥐가 우연히 레버를 눌렀을 때[**조작적 행위**] 가끔씩 먹이[**보상**]를 주다 보면, 쥐는 어느순간 레버를 누르면 먹이가 나온다는 것을 학습한다. 이를 학습한 쥐는 먹이를 잘 안줘도 계속 레버를 누른다. 매번 잃으면서 슬롯머신 레버를 당기는 심리가 여기서 나온다.

**   62쪽에 기술한 ICSS 실험은 조작적 조건화와 관계된 실험이다.

	고전적(파블로프)	조작적(스키너)
학습되는 것	조건 자극 - 무조건 자극 관계	조작적 행위 - 결과(보상) 관계
반응의 종류	자율신경 반응[침 흘림]	의도적 행위[레버 누름]
행위의 의미	학습이 성공함	결과의 인센티브 가치
인센티브 전환	무조건 자극 → 조건 자극	보상 → 조작적 행위

[표] 고전적 조건화와 조작적 조건화

이 두 조건화에서 공통적으로 학습되는 것은 **인센티브 가치** (incentive value)다. 원래는 별 의미 없는 자극[종소리]이나 행위 [레버 누르기]였지만, 중요한 자극[먹이]과 연결되면서 그 가치를 물려받아서 중요한 것으로 재인식된다. 의미 없었던 자극이 갈망감을 유발하는 단서로 바뀌게 되고 레버 당기는 것은 일확천금을 상징하는 가치를 갖게 된다.

두 조건화의 하이브리드 학습도 있다. 실험 동물은 먹이[무조건 자극]가 아닌 종소리[조건 자극]를 듣기 위해 레버 누르기 [조작적 행위]를 하기도 한다. 돈 한 푼 없는 도박 중독자는 카지노에 살면서 다른 손님을 위해 심부름이나 안내를 해 준다. 그에게는 돈을 따는 것이 아닌, 카지노의 현란한 분위기 자체가 보상이 된다. 종소리[조건 자극]를 들은 실험 동물은 침을 흘리는 것[조건 반응]이 아니라 레버 누르기[조작적 행위]를 한다. 불쾌한 상황에 부딪혔을 때 바로 술에 손이 가는 알코올 의존 환자는 이와 비슷하다.

특정 조건에서 약물에 대한 갈망감이나 약물 추구 행위가

일어나는 것은 이런 학습의 조합으로 이해할 수 있다.

중독의 또 다른 측면, 민감화

남용 약물인 코카인을 쥐에게 주사하면 뇌 도파민 농도가
일시적으로 증가하는데, 이와 함께 개체의 활동량이 여러 배 늘
어난다. 그런데 매일 같은 양의 코카인을 주면서 관찰하면, 활동
량이 증가하는 정도가 나날이 더 커짐을 알 수 있다. 이런 현상
을 **행동 민감화**(behavioral sensitization)라 한다.

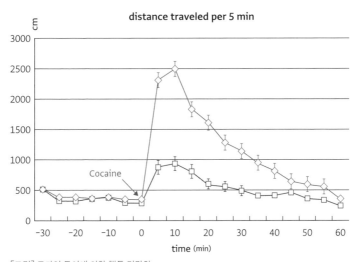

[그림] 코카인 투여에 의한 행동 민감화

앞의 그래프는 코카인을 5일간 투여했던 마우스(◇)와 코카인을 투여했던 적이 없는 마우스(□)에게 코카인을 투여했을 때 움직이는 거리를 5분 단위로 나타내는 도표이다. 이전에 코카인을 투여 받았던 개체에서 코카인 반응성이 훨씬 커짐을 알 수 있다. 행동 민감화는 뇌 도파민계의 민감화와 관계된다. 의존성 약물들과 중독성 행위는 도파민계를 활성화시키는 자극이다. **도파민계 민감화는 관련된 자극의 현저성(顯著性, salience)을 증가시킨다.** 현저성이 높은 자극을 접하는 사람은 그 자극에 '꽂히게' 된다. 꽂힘을 통해 그 자극에 더 선택적으로 주목하게 된다.

어떤 약물이나 행위에 중독되는 과정에는 민감화를 통해 그 약물이나 행위의 현저성이 높아지는 것이 관계된다. 한 사람이 동시에 여러 가지 자극을 접하면 그중 현저성이 높을 것을 주목하게 되므로 그것을 추구할 가능성도 높아진다. 알코올 의존 환자의 발동걸림, 즉 첫 한잔이 폭음을 부르는 **점화 효과(點火效果, priming effect)**도 첫 잔이 다음 잔의 현저성을 높이기 때문이라 설명할 수 있다. 별 갈망감 없이 첫 잔을 마셨는데 그 결과 갑자기 술의 현저성이 높아져서 갈망감이 극심해지고 폭음할 수밖에 없게 된다. 필로폰 사용 후 성행위, 게임, 청소, 피부 뜯기[메스 버그(meth bugs)] 등에 몇 시간이고 과몰입하는 것도 현재 하는 행위의 현저성이 극도로 높아지기 때문이다.

그렇게 중독의 길로 들어선다

앞서 설명한 여러 가지 과정을 통해, 중독성 자극들을 자주 접하다 보면 그것을 적당히 추구하고 그만두는 것이 불가능해지는 사람이 나타나게 된다. 곧, 약물을 반복적으로 사용하다 보면 약물 효과와 약물 사용 환경 간에 학습이 일어난다. 그렇게 되면 약물 자체가 아닌, 과거 약물을 사용하였던 환경 자극에 노출되는 것만으로도 약물에 대한 갈망감이 생긴다. 약물 사용 환경이 인센티브가 되어 그 환경에 접근하게 되는데, 그곳은 약물을 구하기 쉬운 곳이므로 결국 약물을 사용하게 된다. 약물 관련 자극에 대한 민감화가 일어나므로 중독된 자극의 현저성은 매우 높다. 따라서 주변에 다양한 다른 자극들이 있더라도 약물 관련 자극만 선택적으로 눈에 띈다. 다른 것을 하려 해도 대체적 행동을 찾을 수 없어서 약물 사용은 지속된다.

한편, 신체가 오랫동안 사용한 약물에 적응해서 항상 변이된 상태라면, 약물을 중단하기란 며칠 굶는 것만큼 어려운 일이 된다. 약물 중단은 항상성 파괴, 금단을 일으키기 때문이다. 따라서 이 상태만으로도 약물 사용은 지속될 수밖에 없다. 이런 상태들의 조합으로 강력한 약물 추구 동기가 생기는데, **이 동기에는 약물로 쾌감을 얻겠다는 것과는 종류가 다른 절박함이 있다.**

알코올 의존 환자는 우연히 눈에 띈 술에 꽂히고 '딱 한잔만'의 결심으로 마시게 되지만, 한잔 마시면 더 높아지는 현저성과 갈망감 때문에 폭음으로 귀결된다. 이런 추구는 즐기고 싶어서 자기 뜻대로 하는 것처럼 보이고 본인 스스로 그렇게 믿기도 하지만, 강력한 현저성[술에 대한 강한 집중도] 앞에서 어쩔 수 없이 끌려들어가는 것에 가깝다. '이제 그만하자'라는 결심이 잘 실천되지 않으므로 의지력 박약의 문제라 생각할 수도 있을 것이다. 그러나 이 사람은 의존되지 않은 다른 욕구를 조절할 때는 의지력을 잘 집행할 수 있으므로 성격상 의지 박약인 것도 아니다. 중독된 대상을 향한 욕구만 병적으로 높은 것이다. 물론 이런 변화는 취미삼아 가끔 약물을 사용하는 단계가 아닌, 의존의 길에 접어든 경우에 일어난다.

중독은 자유 의지의 병인가?

이상의 설명을 통해, 중독은 욕구 추구와 관계된 생리적 기능들이 어떤 조건 때문에 왜곡되어 있는 상태라는 결론을 내릴 수 있다. 그러므로 중독은 의학적 질병으로 볼 근거가 충분하다. 그러나 **더 근본적으로 중독을 자유 의지[자율성]와 관계된 실존적 문제라는 관점에서 보아야 할 필요도 있다.** 환자를 이해하고 환자의 고통에 공감하며, 치료의 목표가 무엇인지를 함께 정하기 위해서는 생리학적 관점을 넘어서야 할 필요도 있다.

참고 문헌
강웅구, 이분희, 정영철 (2019) 생물학적 원인. (in 한국중독정신 의학회 편, 중독정신 의학 2판. 서울, 아이엠이즈 컴퍼니)

6

도파민은 우리를
행복하게 하는가?

중독에 뇌 신경 전달 물질인 **도파민**(dopamine)이 관계된다는 이야기는 이제는 상식이 되었다. 중독뿐만 아니라 다양한 즐거운 활동이 도파민과 관계된다고 알려져 있다. 그런데 도파민이 무슨 역할을 하는지에 대해서는 시대에 따라 이해가 달라졌다. 요사이 대중 매체를 통해 전달되는 도파민에 대한 지식은 오류가 많다.

신경 전달 물질은 뇌세포(뉴런)들 사이에 신호를 교류하기 위해 사용하는 분자들이다. 뇌에 있는 신경 전달 물질 및 수용체[신경 전달 물질 신호를 받아들이는 안테나]의 종류는 수백 가지 이상이다. 정신 의학 교과서는 몇 가지 신경 전달 물질들이 담당하는 기능을 설명하면서 정신 질환의 병태생리나 약물의 작용기전과 관계 짓는다. 이런 지식들은 매우 단순화되고 단편적인 것이어서, 곧이곧대로 받아들이는 것은 별 의미가 없다.

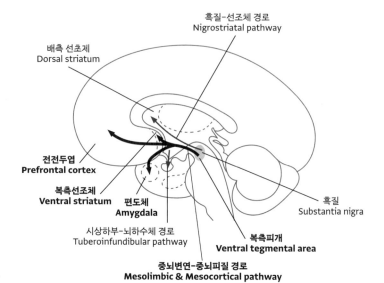

흑질-선조체 경로
Nigrostriatal pathway

배측 선초제
Dorsal striatum

전전두엽
Prefrontal cortex

복측선조체
Ventral striatum

편도체
Amygdala

흑질
Substantia nigra

시상하부-뇌하수체 경로
Tuberoinfundibular pathway

복측피개
Ventral tegmental area

중뇌변연-중뇌피질 경로
Mesolimbic & Mesocortical pathway

[그림] 뇌 도파민 회로

대중적 지식의 오류도 이런 점에 기인한다.

그중 하나인 도파민은 뇌간(腦幹), 즉 뇌 반구(半球)의 중심에 해당하는 부분에서 만들어져서 뇌 전체에 전달되는 신호다.* 소수의 뉴런에서 다수의 뉴런에 통제 신호를 보내는 방식으로 동작함을 짐작할 수 있다. 위의 그림에서 굵은 글씨로 표시된 구조물이 중독 관련 회로로, 전전두엽, 복측선조체, 편도체, 복

---

* 도파민뿐만 아니라 노어에피네프린, 세로토닌, 아세틸콜린 등 다양한 조절성 신경 전달
물질계가 이런 구조를 갖는다.

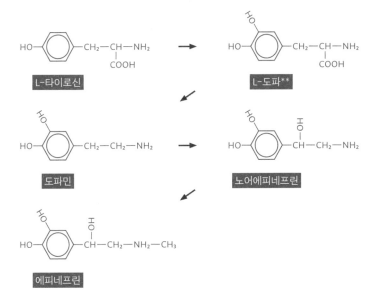

[그림] 타이로신 유래 신경 전달 물질들**

측피개 등을 포함한다.

우리 몸을 구성하는 아미노산 타이로신에서 도파민을 비롯한 세 가지 신경 전달 물질이 차례로 만들어진다. 도파민은 그중 가장 단순한 구조를 가지고 있으며, 3억 년 전부터 신경 전달 물질로 사용되었다. 무척추동물에서 포유류까지 다양한 동물의 신경계에서 도파민 신호 전달이 일어난다. 원초적인 신경 전달

** 도파민 전 단계인 L-도파는 도파민 부족 상태인 파킨슨병의 치료제로 사용된다.

물질인 도파민은 생존과 관계된 원초적인 신호를 전달한다. 포유류에서 대표적인 기능은 **주의력(attention)을** 매개하는 것이다. **주의력은 '특정 자극에 꽂힐 수 있는 능력'으로, 동물이 환경 자극에 대응해서 살아남기 위해 필수적이다.** 그런데 어찌된 셈인지 도파민이 행복감과 관계된다는 부정확한 이야기가 상식처럼 받아들여지고 있다.

꽂힘의 매개자, 도파민

도파민에 대한 오래된 이야기가 있다. '도파민은 행복 호르몬'이라는 공식이다. 방송과 인터넷에 끊임없이 소개되었던 주제로, 맞는 이야기는 아니지만 나름 근거는 있다. 이 가설은 1950년대 동물 실험에서 기원한다. 흰쥐 뇌의 도파민 회로에 전극을 꽂고, 레버를 누르면 전류 자극이 되도록 한 실험장치 **[두개 내 자가 자극(intracranial self-stimulation, ICSS)]**에 놓았더니, 쥐는 먹이도 안 먹고 잠도 안 자고 계속해서 레버를 눌렀다.

쥐는 왜 그랬을까? 사람이 쥐의 마음을 읽을 수는 없으므로 넘겨짚는 수밖에 없는데, '도파민 자극이 너무 좋아서 계속 누르는구나'가 가장 직관적인 해석이었다. 사람에서도 뇌 도파민을 증가시키는 약물인 **코카인이** 기분을 띄워 준다는 것은 잘 알려져 있다.

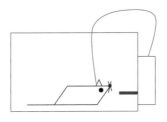

[그림] 두개 내 자가 자극(ICSS)

그런데 뭔가 이상한 데가 있다. 피해망상을 겪는 정신 질환인 **조현병**은 뇌 도파민 과잉과 관계된다고 보는데, 조현병 환자들은 행복하고 즐겁지 않기 때문이다. 환자들은 오히려 지나친 불안이나 과도한 분노 등 부정적인 정서 상태에 압도된다.

1980년대에는 새로운 연구 결과가 등장한다. 이 연구자들은 정교하게 고안 된 실험을 통해, **도파민은 좋은 느낌, 행복(lik-ing)을 주는 것이 아니라, 어떤 자극에 꽂힘(wanting)이 일어나게 한다**는 이론을 제시했다. 내가 좋아하는 것을 하면 도파민이 분비되어서 행복해지는 것이 아니라 내가 어떤 자극을 접했을 때 도파민이 분비되면, 그것에 꽂혀서 그것을 쫓아가게 된다는 것이다.

행복함 대 꽂힘의 차이뿐만 아니라, 도파민 분비가 행위를 한 결과가 아니라 행위를 하게 하는 원인이라는 점도 매우 중요한 차이다. 내가 도파민을 찾는 것이 아니라 도파민이 나를 움직이게 하는 것이다. ICSS 상자 속의 흰쥐는 우연히 레버를 눌

	오래된 이론	수정된 이론
도파민의 주관적 효과	행복감(liking)	꽂힘(wanting)
행위와의 관계	행위를 한 결과	행위를 하게 만드는 원인

[표] 도파민 역할에 대한 두 이론

렀을 때 도파민이 분비되었기 때문에 이후 계속 레버를 누를 수밖에 없는 상태가 되었다는 것이 새로운 해석이다. 즉 도파민은, **욕망적 행위**를 추진하는 힘이지 **완료적 행위**를 한 결과로 분비되는 것이 아니다.

중독 환자가 겪는 **갈망감**, 어쩔 수 없이 약물을 향하게 되는 마음도 도파민이 행위의 결과가 아닌 원인적 요소라는 점과 관계된다. 약물을 사용하면 오히려 갈망감이 더 커지는 **점화 효과**도 중독성 약물이 뇌에서 도파민을 올려주기 때문에 나타나는 현상이다. 그러므로 약물을 사용하면 도파민이 더 올라가는 양성 피드백이 걸려서 탈진할 때까지 약물을 계속 추구하게 된다. ICSS 실험의 흰쥐처럼 되는 것이다.

수정된 이론은 **조현병** 환자의 딜레마도 이해할 수 있게 한다. 건강할 때는 지나가는 사람이 씩 웃고 가도 전혀 신경 쓰지 않았던 사람이었지만, 도파민 과잉 상태가 되면 그는 그런 자질구레한 자극들에 자꾸 꽂히게 되고, 그러다 보니 사람들이 자기를 비웃는다는 믿음을 갖게 된다. 코카인 사용자의 심리도 이전과 다르게 이해가 가능하다. 코카인은 파티 약물인데 약물 효과 자체를 즐기기 보다는 파티에서 더 즐겁게 놀기 위해 사용하는 것이다. 코카인에 의한 도파민 증가가 일으키는 꽂힘 효과 때문에 사용자는 파티에 등장하는 이벤트들에 더 강하게 몰두하게 된다.

더 정밀한 연구에서 도파민은 '즐거움 체험'이 아닌 '즐거움을 예측하게 하는 신호'를 접했을 때 활성화된다는 사실도 밝혀졌다. 그러니까 먹이를 먹을 때가 아니라 먹이를 곧 얻으리라는 예상을 하게 되었을 때라는 것이다. 도파민계는 먹이감을 사냥할 때[**욕망적 행위**] 활성화되지만 잡은 먹이를 먹을 때[**완료적 행위**]는 활성이 오히려 감소한다.

즐거움 예측뿐만 아니라 위험을 예측하게 하는 신호에 대해서도 도파민계가 반응한다. 조현병 환자의 피해망상은 이와 관계된다. 진화적 관점에서, 먹이와 위험 신호는 **현저성**이 높아야만 하는 것, 즉 생존을 위해서 꼭 주목해야 하는 신호들이다. **도파민은 현저한 자극에 주의력을 기울이게 하고, 그 자극을 접근 또는 회피하는 행위에 동기를 부여한다.** 가장 원시적인 신경 전달 물질이 생존을 위해 가장 원초적인 행위를 조절하는 것이다.

먹이나 위험과 관계된 신호 이외에 현저성이 높아야 하는 자극은 처음 보는 자극이다. 내가 안전하게 살아남기 위해 그것을 접근해야 하는지, 회피해야 하는지, 무시해도 되는지 잘 모르기 때문에 일단 주목해서 탐색해야만 한다. 이런 자극을 참신하다고 한다. **참신성(斬新性, novelty) 역시 도파민계 활성을 일으**

키는 자극이다. 도박이나 온라인 게임이 중독성이 높은 이유 중 하나는 결과가 미리 결정되어 있지 않아 매 순간이 참신하기 때문이다. 참신한 자극을 우선적으로 추구하려는 마음의 태도가 **호기심**인데, 생존에 꼭 필요한 본능이지만 높은 호기심은 약물 남용의 위험요인이기도 하다.

도파민계 민감화와 중독

도파민계에 반복적으로 자극을 주면 민감화를 일으킨다는 점은 앞서 설명했다. 도파민계 민감화는 중독의 기전과 관련되어서 일찍부터 주목받았는데, '도파민-행복' 이론 시절에는 도파민계 민감화가 약물이 주는 행복감을 증가시키기 때문에 중독을 일으킨다고 했다. 그런데 대개의 약물은 반복 사용시 효과가 증가하지 않고 오히려 떨어진다. 이를 내성이라고 한다. **내성**은 오래된 이론으로는 설명하기 힘든 현상이다. 오히려 내성은 **항상 변이**로서 설명된다.

'도파민-현저성' 이론이 낡은 이론을 대체하면서 중독에 대해 일관된 설명이 가능해졌다. 중독은 약물 효과가 아닌 약물의 현저성이 민감화되는 것이다. 중독에서는 두 종류의 학습*이 일어난다. **현저성을 매개하는 도파민계는 민감화가 일어나서 약물 관련 자극에 더 집착하게 되며, 약물 효과를 매개하는 뇌회로는 내성(둔감화)이 일어나서 사용하는 약물의 양이 늘어나게 된다.**

두 학습은 반대되는 방향이지만 진화적 관점에서 보면 모두 생존 적합도를 높이는 기전이다. 반복되지만 생존적 가치가 별로 없는 자극에 대해서는 내성이 일어나서 개체에게 미치는 영향이 최소화된다. 반면 생존을 위해 반드시 주목해야 할 자극에 대해서는 민감화가 일어나서 혹시라도 놓치지 않고 반응할 수 있게 된다. 그러나 중독성 자극은 생존 가치가 별로 없으면서도 필수 자극인 것처럼 위장한다.

모든 병과 관련된 도파민

도파민은 중독 및 조현병과 관계된다고 소개하였는데, 사실 **거의 모든 정신 질환들이 도파민계와 관련이 있다.** 정신 질환은 나와 환경과의 관계에 문제가 생기는 것이다. 관계를 형성하기 위해서는 먼저 환경 속에 있는 어떤 대상에 내 주의력이

---

* 고전적 조건화나 조작적 조건화가 아니지만, 반복적인 자극을 준 결과로 반응성에 체계적 변화가 오는 현상이므로 학습이라고 볼 수 있다. 무의식적인 피질하(subcortical) 학습이다.

꽂혀야 하는데[**작업 기억**(working memory)], 꽂힘은 도파민을 통해 매개되기 때문이다. 많은 정신 질환에서 문제가 되는 **자극 과민** 상태는 꽂힐 필요 없는 사소한 자극에 꽂힘으로써 발생한다.

반대로 꽂히는 능력이 부족한 아동은 **주의력 결핍 과잉 행동 장애**(ADHD)라는 진단을 받는다. 수업 시간에 제자리에 앉아서 선생님 말씀에 꽂힌 상태로 있지 못하고 여기저기 돌아다니는 아동에게 도파민을 증가시키는 약물인 ADHD 치료제를 사용하면 비로소 선생님의 말씀에 집중할 수 있는 능력이 생긴다. 여기에서 착안해서, 정상인도 ADHD 치료제를 복용하면 주의력이 더 높아지지 않을까 하는 생각을 하게 되었다. 이론적으로는 충분한 근거가 있다. 그 결과 ADHD 치료제는 학습 능률이 안 오르는 학생들과 업무에 집중 못하는 직장인들이 복용하는 스마트 약물이 되었다.

그러나 학습이나 업무능력이 전적으로 주의력에 의해서 결정되는 것은 아니기 때문에, 약물의 효용성은 기대만큼 높지 않다. 게다가 ADHD 치료제는 코카인이나 필로폰처럼 남용 가능성이 있는 정신 자극제이므로 주의가 필요하다. 정신 자극제 남용자 중에는 환경 자극에 꽂히는 것이 심해져서, 무시해야 할 자극들에 집중하다가 피해망상을 갖게 되는 사람들이 있다. 조현병 환자가 피해망상을 갖는 것과 비슷한 기전이다.

도파민계는 자극에 주목하게 만들 뿐만 아니라 그 자극을 추구하는[목적 지향] 행위에 에너지를 부여한다. 사자가 사냥하러 나가는 것이나 알코올 의존 환자가 술을 찾는 것은 도파민계 활성과 관계된다. 코카인이 파티 약물로 사용되는 것도 이 때문이다. 우울증 환자의 무기력과 무의욕, 생기 에너지 부족은 도파민계 활성 부족과 관계된다고 본다. 우울증 환자는 여기서 벗어나기 위해 정신 자극제를 남용한다. 무기력이 심한 우울증 환자에게 정신건강의학과 의사가 정신 자극제 성분의 약물을 처방하는 경우도 가끔 있다.

한편, 도파민이 부족한 ADHD 환아의 과잉 행동은 목적이 없는 무작위적 행위라는 점에서 도파민에 의해 추진되는 목적 지향 행위와는 전혀 다르다. 수업 시간의 목적 추구는 무엇을 하는 것이 아니라 가만히 앉아 있는 것인데, ADHD 환아는 이것이 안 되므로 돌아다닌다.

상황이 이렇다 보니, 도파민을 차단하는 약물은 거의 모든 정신 질환의 치료에 사용된다. 이 약물들은 2형 **도파민 수용체**를 차단하며, **항정신병 약물**이라 불린다. 조현병 치료제라는 뜻이다. 항정신병 약물은 조현병뿐만 아니라 필로폰 사용 후 생긴 정신병, 양극성 장애(조울증), 강박 장애, 섬망 등, **원인에 관계없이 감정 반응이 극단적이거나 행동이 과격한 경우에 사용된다.** 이 약물이 다양한 상황에서 효과가 있는 것은 (1) 환경 자극에 무관심하게 만들고 (2) 목적 추구 행위를 할 동기를 저하시키기 때문이다. 환자는 자극에 무관심 해지거나 자극에 대응할 의욕이 낮아짐으로써 문제 행동을 하는 빈도가 줄어든다.

그러나 병적인 자극 추구와 정상적 자극 추구는 같은 도파민 회로에 의해 동작하는 것이기 때문에, 병적인 자극 과민성과 행동 과활성을 차단하기 위해 사용하는 항정신병 약물은 건강한 자극 추구와 행동 활성 역시 차단할 수 있다. 한 조현병 환자에게 고용량의 항정신병 약물을 사용했더니 망상은 사라졌지만, 어떤 일에도 관심을 보이지 않고 아무것도 적극적으로 하려 하지 않으려 한다. 주어지는 자극을 수동적으로 소비할 뿐이다. 이 사람은 우울상태도 아니고 불쾌감도 안 느끼며, 동영상을 보고 웃기도 한다. 그러나 호기심과 평소 좋아하던 것에 대한 집중, 취미 생활이나 생산적 생활을 할 의욕 등을 모두 잃은 채로 매일 똑 같은 일상을 사는 것이므로 정신적으로 건강한 상태라 볼 수는 없다. 만병통치약을 조심스럽게 사용해야 하는 이유다.

참고 문헌

Berridge KC, Robinson TE (1998) What is the role of dopamine in reward: hedonic impact, reward learning, or incentive salience? Brain Res Brain Res Rev 28: 309-369.

강웅구 (2011) 도파민 시스템과 항정신병 약물의 작용에 대한 이해. 신경정신 의학 50: 1-22.

7

뇌가 약물에
빠져드는 순간

약물 의존에 빠진 한 사람을 이해하려면, 그 사람이 '왜 약물을 사용하기 시작했을까?'부터 알아보아야 한다. 의존이 되기 전까지 약물 사용은 자율적으로 하는 것이므로 이유를 살펴볼 가치가 충분하다. 약물을 사용했던 이유를 이해하고 적절한 대책을 세웠더라면 이 사람은 의존까지 가지 않았을 것이다. 사용 이유에 대한 접근은 약물 의존의 예방에 기여한다.

그러나 의존이 되고 나면, 약물 사용은 자율적이기 보다는 강박적-자동적이 된다. 이 단계에서 '왜 사용하는가?'라는 질문은 별 의미가 없다. 본인도 정확하게 이유를 모르기 때문이다. 이때는 '어떤 조건에서 약물 사용반응이 나타나는가?'를 살펴보는 것이 더 유용하다. 약물 의존의 치료는 환자가 약물 사용반응이 일어나는 조건에 빠지지 않도록 도와주는 것이다.

이 장에서는 '왜'와 관계된 접근을 시도한다. 약물 의존이 아닌 사람들이 약물을 사용하는 이유에 대한 탐색이다. 이후 약물의 유혹에 쉽게 빠져드는 성격 특성, 남용을 잘 일으키는 약물의 특성, 남용 취약성 환경의 특성 등도 살펴본다.

약물을 사용하는 이유

부정적 심리 상태 해소

우울감 같은 불안정한 심리 상태를 해소하기 위해 약물을 사용하는 것은 흔하다. 약물 의존의 자가투약 가설은 약물을 시작하는 동기가 불안정한 정신 상태를 스스로 치료하려는 시도라 주장한다. 이와 관계되어 흥미롭지만 우려되는 것은, 남용성 약물들이 정신 질환 치료제로 등장하고 있다는 점이다. 예를 들어 케타민은 길거리 약물이면서 동시에 식약처 허가를 얻은 난치성 우울증 치료제[s-케타민]가 되었다.

한 약물 사용의 결과로 발생한 불안정한 정신 상태를 다른 약물로 해결하는 경우도 있다. 알코올 금단으로 발생한 불면증 때문에 수면제를 남용한다. 정신 자극제 사용으로 생긴 불쾌감과 불면 때문에 반대되는 작용을 갖는 술을 마신다. 반대로 술 취한 상태에서 깨기 위해 정신 자극제를 복용한다. 이러면서 여러 약물을 동시에 남용하는 사람들이 생긴다.

긍정적 심리 상태 추구

일상 생활에서 긍정적 감정을 얻기 위해 여가 시간에 하는 활동이 취미 생활이다. 취미 생활로 인터넷 게임을 하는 것과 마찬가지로 약물도 취미로 사용하기 시작한다. 약물로 얻는 긍정적 효과는 크게 두 가지 종류가 있다.

어떤 약물에서, 긍정적 효과는 약물의 효과 그 자체다. 주사 직후의 강력하지만 일시적인 쾌감, **하이**(high)는 정맥 주사 약물을 사용하는 주된 이유다. 쾌감은 매우 강력해서 한두번만 사용해도 심리적 의존을 일으킬 수 있을 정도다. 그렇게 강력한 하이는 아니지만 환각제(사이키델릭)가 일으키는 **지각 변화**도 매력적인 체험이 된다.

다른 약물에서, 긍정적 체험은 약물 자체의 효과 보다는 약물을 같이 사용하는 사람들 사이에서 분위기가 더 즐거워지고, 같이 활동할 동기가 높아지는 것과 관계된다. 회식 자리에서 음주하면서 분위기가 풀려서 대화가 많아지고, 즐겁게 놀다가 같이 노래방에 가는 식이다. 이런 용도로 사용되는 약물을 **파티 약물**(party drug)이라고 한다.

사회적 규범 또는 집단내 정체성

어떤 상황에서는 약물을 사용하는 것이 사회적 통념에 들어맞는다. 약물을 사용함으로써 비로소 집단 구성원으로 받아들여지게 되는 것이다. 지난 세대 우리나라 남자들은 군대 가면 누구나 다 담배를 피워야 했다. 남녀 불문하고 직장 생활을 하기 위해서는 술을 마실 줄 알아야 했다.

약물 사용이 사회 구성원 다수에게 통하는 규범인 경우도 있지만, 특정 하부 문화에 소속된 사람들에게만 통하는, 우리끼리의 정체성(正體性)을 확인하기 위한 행위인 경우도 있다. 우리나라 중고등학생들이 부탄가스 하던 것은, 청소년 중 주류에서 벗어난 특정한 무리가 자신의 소속감과 정체성을 확인하기 위해 하던 행위였다. 청소년들이 집단적 행동을 통해 정체성을 확인하는 것은 집단 왕따, 연예인 팬덤 등의 활동을 통해서도 이루어진다.

호기심, 유혹 받음

처음 약물을 사용하는 동기로는 호기심이 중요하다. 약물을 실제 체험해 본 적은 없는 사람에게, '진짜 해 보면 어떨까?'라는 호기심은 강력한 유혹이다. 긍정적 체험을 할 것이라는 강한 기대감이 있지만 약물의 신체적-법적 위험성 등 동시에 떠오르는 부정적 생각 때문에 해 보자는 결정을 실행하기는 힘들다. 그러다가 먼저 사용해 본 친구가 옆에서 유혹하는 추임새를 넣으면 망설이던 사람은 하는 쪽으로 결정하게 된다. 집단 내 정체성 추구와도 관계된다. 용감하게 첫 사용하는 것은 집단에 받아들여지기 위한 통과의례 내지는 성인식이다.

습관화-자동화

처음 해 보는 것에 대한 호기심과 반대로, 약물을 자주 하다 보면 너무 당연한 일처럼 여겨져서 특별한 결심이나 느낌 없이 사용하기도 한다. 단순한 습관이다. 당연히 해 오던 일을 안 하는 것은 새로운 일을 벌이는 것만큼 주의력과 결단이 필요하다. 습관화-자동화된 행위는 특별한 결단이 없으면 무심코 하게 된다. 타자를 처음 배울 때는 어느 위치에 무슨 글자가 있는지를 보면서 치지만 익숙해지고 나면 아무런 생각 없이도 글을 쓸 수 있다. 이것이 자동화의 힘이다.

약물 사용도 자동화된다. 특히 술이나 담배처럼 흔해서 아무런 노력 없이도 얻을 수 있는 약물은 그냥 해 오던 대로 습관적으로 사용한다. 자율적이 아니라 자동적으로 약물을 사용하는 것이므로 이미 의존이 일어난 상태일 수도 있다. 그러나 안정된 사용이 유지되고 있으면 당장은 아무런 문제도 발생하지 않는다. 그러다가 약물 사용이 어려운 상황에 처하면, 비로소 자신이 강박적으로 집착하고 있었음을 깨닫게 된다.

약물에 특히 취약한 사람들

특정한 성격 특성을 가진 사람은 약물을 남용하려는 성향이 높다고 알려져 있다. 어떤 사람들일까?

충동성(impulsivity)이 높은 사람

충동성은 목적을 추구하는 상황에서, 다양한 조건들에 대해 숙고하기 보다는 빨리 결정을 내리려는 성격 특성이다. 충동성이 높은 사람은 참고 기다리는 것을 잘 하지 못하며, 장기적인 이익보다는 지금 즉각적인 이익을 선택하는 경향이 있다. 약물 사용과 관련해서는 약물이 주는 즉각적인 만족감을 쫓아가느라 동반되는 위험을 간과하는 행동 양상이 된다.

감각 추구(sensation seeking) 하는 사람

호기심이 강하고, 강력한 느낌을 주는 자극이나 경험을 추구하려는 성격 특성이다. 감각 추구가 높은 사람은 지루함이나 단조로움을 잘 견디지 못한다. 그 결과 무모하고 위험한 행위도 마다하지 않는다. 호기심은 약물을 시작하는 중요한 이유 중 하나다. 첫 사용 결과 약물이 긍정적 감각 체험을 주었다면, 이를 적극적으로 추구하려는 성향이 약물 사용을 지속시킨다.

비순응성(nonconformity)을 가진 사람

자신이 소속한 주 집단의 규범을 따르지 않으려는 반항적 특성이다. 아무 규범도 따르지 않기 보다는 특정 하부집단의 규범을 따르려 한다. 반문화는 히피라 불리던 소수 젊은이 집단이 비순응성을 강력하게 추구하였던 현상이다. 소수파에게는 자신의 정체성을 상징할 수 있는 무언가가 필요한데, 환각성 약물은 상징이 되기에 적절한 특징을 가지고 있었다.

회복탄력성(resilience)이 낮은 사람

회복탄력성은 역경과 실패에 대한 인식을 도약의 발판으로 삼아 더 높이 뛰어오를 수 있는 마음의 근력을 의미한다. 회복탄력성이 높은 사람은 스트레스 상황을 생산적인 방법으로 잘 극복한다. 반면 회복탄력성이 낮은 사람은 스트레스 상황에 약물 남용 등 문제를 회피하는 방법으로 대처하기 쉽다. 경계선 인격 등 회복탄력성이 낮은 성격 특성은 약물 남용의 위험 요소가 된다.

남용성 약물과 중독성 행위의 특성

뇌에 영향을 미치는 약물은 많지만 이중 남용되는 것은 일부에 불과하다. 우울증 치료제나 조현병 치료제는 뇌에 영향을 미치지만 남용되지 않는다. 실험 동물이 약물을 스스로 투여할 수 있도록 해 놓은 장치에서, 동물이 어떤 약물을 투여하는 경향과 사람이 그 약물을 남용하는 경향은 관계가 깊다. 흰쥐든 사람이든 자꾸 사용하고 싶은 느낌을 갖게 만드는 것이다. 이런 약물들은 직간접적으로 뇌 도파민계에 활성을 일으킨다는 공통

점이 있다.

약물의 의존성이 전적으로 화학 구조에 따라 결정되는 것은 아니다. 같은 약물도 어떤 방법으로 투여하느냐에 따라 남용이나 의존을 일으킬 위험성이 다르다. 짧은 시간에 고농도의 약물을 투여하는 정맥 주사가 의존을 일으킬 위험이 가장 높다. 약물 투여와 효과의 관계에 대한 강력한 학습이 일어나기 때문이다. 정맥 주사로 사용되는 고위험성 약물의 대표가 헤로인과 필로폰이다.

행위 중에서도 의존을 잘 일으키는 것이 있다. 대표적인 것이 도박이다. 도박은 '큰 보상을 불규칙적으로 단시간에 제공하는 자극'인데 이런 자극은 현저성이 매우 높아서 체험자가 그 자극을 쫓아가게 만든다. 온라인 게임은 오프라인 콘솔 게임 보다 의존성이 훨씬 높은데, 온라인 게임은 끊임없이 새로운 상황이 나타나서[참신성] 사용자가 절대로 지루해지지 않기 때문이다. 이 자극들 역시 도파민계를 활성화한다.

약물 남용을 불러오는 환경이 있다

약물 남용과 가장 확실하게 관계된 환경 요소는 '얼마나 쉽게 약물을 구할 수 있는가?', 즉 접근성에 달렸다. 알코올이 의존성 높지 않은 약물임에도 알코올 의존이 가장 흔한 까닭은,

압도적으로 높은 접근성 때문이다. 한 사회에서 약물 남용을 해결하기 위해 사용하는 근본적인 방법은 그 약물이 유통되지 않게 하는 것이다. 세계화 이전의 우리나라에서는 그것이 가능했다. 그래서 헤로인이 세계를 휩쓸어도 우리나라에는 피해를 주지 않았고 우리나라는 마약 청정국일 수 있었다. 하지만 텔레그램과 국제 택배가 생기고 약물의 종류가 다양해지면서 유통을 차단하는 것이 거의 불가능해진 지금, 우리나라에서 약물 경험이 있는 인구는 급증하고 있다.

물리적 접근성뿐만 아니라 심리적 접근성도 중요하다. 대중 매체, 인터넷, 친구 그룹, 특히 약물 경험이 있는 친구 등이 약물에 대한 정보를 교류하는 장이 되거나 약물 사용 행위를 격려하는 환경을 조성할 수 있다. 일부 하부 문화에서는 약물을 사용하는 것이 그 사회에서 정당한 구성원으로 인정받기 위해 필요한 절차이기도 하다.

알코올 의존은 대물림되는 경향이 있다. 유전의 문제일 수도 있지만, 부모가 알코올을 남용한다는 환경이 어린 자녀에게 역할 모델을 제공해서 어른이 된 뒤에 알코올에 대한 심리적 접근성을 높게 하는 것일 수도 있다. 어렸을 적 살았던 환경이 지금 현재에는 위험 요인이 될 수도 있는 것이다.

한편, 어떤 라이프스타일의 삶을 사는 사람은 그렇지 않은 사람에 비해 약물을 구하기 쉽거나 사용할 기회가 많다. 이 라이프스타일이 직업과 관계되는 경우, 약물 남용이나 의존은 직업병의 일종일 수도 있다. 예컨대 작은 음식점을 하는 자영업자는, 단골 손님이 '사장님도 이리 와서 한잔 받으세요' 하는 요구를 거절할 수 없다. 이 사람이 의존성 소인이 있다면, 알코올 의존이 될 가능성이 높다.

참고 문헌

안유석, 박선영, 강웅구 (2022) 항우울제로 새롭게 등장한 '남용 물질' - 약리학적 기전, 항우울 효과, 오남용 가능성에 대한 고찰. 신경정신 의학 61(4):243-253

3장

중독 사회를 살아가는 우리

8

약물 중독,
의존하고 남용하는 사람들

약물 의존 환자의 다양한 모습들

약물 의존 환자는 매우 다양해서 특정한 모습으로 정형화하기 어렵다. 이 장에서는 의존의 대표격인 알코올 의존을 통해서 환자의 다양성을 살펴보려 한다.

알코올 의존에는 크게 두 가지 타입이 있다고 알려져 있다. 한 타입은 주로 남자로 유전적 성향이 강한 '중독성 체질'이다. 이른 나이인 20대에 알코올 문제가 시작된다. 한번 마시면 며칠간 폭음하지만 안 마실 때는 안 마시는 음주 행태를 가지며, 성격적으로는 공격적-반사회적이고 충동성이 강하다. 이들은 음주 폭력, 사고 등의 문제도 많아서 주위 사람들이 매우 부정적으로 본다. 이 사람들은 자신의 알코올 문제를 잘 인정하지 않으려 한다[클로닌저 타입 2].

　앞과 대조되는 약물 중독 타입은 여성에서도 흔하며, 더 나이들어서 알코올 문제가 시작되고, 폭음이라기보다는 매일 꾸준히 마시는 경우이다. 걱정이 많고 강박적이며 우울증을 가진 경우도 많다. 이 사람들은 자신의 알코올 문제를 걱정하는데, 아무리 끊으려 노력해도 끊지 못해서 자신에게 실망한다[클로닌저 타입 1]. 하지만 현실의 환자는 전형적인 한쪽의 모습을 보이지 않는다. 대체로 두 양상이 섞인 모습을 보인다. 더구나 환자들은 대극적인 두 가지 양상으로는 포착할 수 없는 다양한 특징을 갖는다. 이어서 제시하는 증례들은 저자가 진료하는 몇몇 환자들을 재구성한 것이다.

중독성 체질

직장인 A 씨(35/남)는 술을 좋아하지 않는다. 퇴근하면서 동료들과 한잔하는 일도 드물다. 그렇지만 부서 회식 때는 술자리에 나갈 수밖에 없다. 회식은 술잔을 돌리는 분위기이다. A 씨는 머뭇거리며 첫 잔을 받았다. 그런데 30분 지난 뒤 A 씨는 서로 권하고 받는 소수의 주당 무리에 속해 있었다. 얼마나 마셨는지 모른다. 자리가 파하고, 동료들이 만취한 A 씨를 택시에 태워 보낸다. 다음날 일어나 보니 김 대리와 대작한 것 까지는 어렴풋이 기억이 나는데 집에 어떻게 왔는지는 기억나지 않는다.

A 씨는 알코올 의존일까? 주어진 정보만으로는 의존이라 진단하기 어렵다. 그러나 첫 잔을 시작하면 원래 의도와 달리 폭음하게 되고, 폭음의 정도가 필름이 끊길 정도까지 간다면 음주를 통제하는 능력에 문제가 있는 것이 분명하다. **알코올 의존이 될 취약성이 있는 것이다.** A 씨가 평소에도 술을 자주 마시는 사람이었다면 틀림없이 의존이 되었을 것이다.

금단 증상

자영업자 B 씨(55/남)는 술을 좋아한다. 가게를 늦게까지 열어야 하기 때문에 저녁 식사는 밤 10시에 한다. 이때 반주가 몇 잔 곁들여진다. 주방에는 항상 소주가 몇 병 있지만, 그것을 다 마시는 것은 아니고 마실 만큼만 마신다. 그리고 밤에 푹 잔 뒤에 오전 늦게 일을 나간다. B 씨는 최근 들어 모처럼 술을 안 마신 날은 잠을 잘 수 없다는 것을 느꼈다. 그래서 어제는 평소보다 조금 일찍 반주와 함께 저녁 식사를 하고 푹 자려 했는데, 새벽에 일찍 잠이 깼다. 그리고 몸이 뭔가 불편하다고 느꼈다. 식은땀이 나고 가슴이 뛰고 손이 떨리는 느낌이었다. B 씨는 본능적으로 해결책을 찾았다. 술을 한잔 마셨고 10분쯤 지나자 모든 불쾌감이 사라졌다.

B 씨는 알코올 의존일까? 폭음하지는 않지만, **술을 안 마**

실 수 없는 상태가 되었으므로 의존으로 보아야 한다. 금단 증상이 있으므로 신체적 의존이다. 손 떨림과 식은땀 이외에, 술을 안 마시면 잠을 잘 수 없다는 것도 알코올의 중요한 금단 증상이다. 이 불면은 통상적 용량의 수면유도제로는 잘 해결되지 않는다.

간헐적 폭음

전문직 C 씨(47/남)는 술을 좋아한다. 술도 매우 세다. 매일 저녁이 되면 은근히 술 생각이 나고 혼자서든 친구를 불러서든 마신다. 친구들과 이차, 삼차를 가기도 한다. 그렇게 늦은 귀가 후 늦게까지 자다가 다음날 일하러 나간다. 자기 사무실이어서 출퇴근은 자유롭다. 요사이는 거의 매일 마셨다. 그러다 주말을 앞두고 진짜 많이 마셨는데 다음날 몸이 안 좋아서 병원에 들러 수액 주사를 하나 맞고 쉬어야 했다. 그렇게 몸이 아프면 이제는 술 생각이 나지 않는다. 당분간 술 생각만 해도 진저리가 난다. 그런데 일주일만 지나면 서서히 다시 술 한잔 생각이 나고, 또 일주일 뒤에는 다시 폭음의 길로 접어든다. 폭음과 금주가 반복되는 다소 혼란스러운 삶을 살고 있다.

C 씨는 자신이 알코올 의존이라는 생각을 전혀 못하고 살수도 있다. 안 마실 때는 술 생각을 전혀 하지 않고도 지낼 수 있기 때문이다. 그러나 **알코올 의존 환자는 안 마셨을 때가 아니**

라 한 잔 마셨을 때 술 생각이 더 난다. 어떤 이유로든 안 마시다 보면 술 생각이 줄어든다. 배가 고파서 밥을 먹을 때는 먹어서 포만감이 생길수록 식욕이 떨어지지만, 알코올 의존이 있는 사람의 음주는 반대되는 모습을 보인다. 안 마실 때는 안 마시지만 시작하면 폭음하는, '발동 걸림'이 두드러진 사람들이 알코올 의존 환자의 한 전형을 이룬다. 이들은 클로닌저 타입 2 알코올 핵심 당원들이다. 만약 C 씨가 일을 그만둔다면, 아침부터 술을 마시는 음주자가 되면서 급격히 나락에 빠질 수 있다.

불안 해소

D 씨(35/남)는 특별한 직업은 없고, 부모가 운영하는 편의점에서 간헐적으로 일한다. 오전부터 술을 찔끔찔끔 마신다. 그래서 일을 하기 어렵다. 편의점을 지키면서 가게에 있는 술을 가져다 마시기 때문에, 가게에서 일하는 것이 오히려 술을 더 마시게 한다. 음주량은 꽤 많은데 오전부터 잘 때까지 비교적 일정한 속도로 마신다. 술을 왜 마시는지 물어보면, '너무 불안해서'라고 답한다. 이 사람의 불안을 없앨 수 있는 유일한 약은 술이다.

D 씨의 음주 행태는 클로닌저 타입 1에 가깝다. D 씨는 마음의 불편감 때문에 술을 마신다. 그 불편감이란 우울, 불안, 분노 등 다양한 부정적 감정인데, 통상적인 정신과 치료제로는 잘

조절되지 않지만 술로는 조절된다. 물론 그 증상의 상당 부분이 만성적인 음주가 야기한 금단 증상일 수도 있다. D 씨는 알코올 내성이 높게 생겨 있을 터인데, 그렇게 되면 사용해 본적이 없는 불안증 치료제에 대한 내성도 이미 생겨 있다. 따라서 통상적인 치료에는 반응 않는다. **술만이 환자를 일시적으로 편하게 해 줄 수 있는 방법이다. 술은 매우 강력한 항불안제다.**

부엌 음주자(kitchen drinker)

E 씨(47/여)는 남편 및 두 자녀와 함께 살고 있는 전업주부다. 가정 분위기는 특별히 험악하지도 않지만 남편이 살가운 사람도 아니다. 가끔은 자녀들이 자신을 무시한다고 느끼기도 한다. 오전 8시가 되면 가족들이 출근하고 혼자 남는다. 청소와 빨래 등을 마치고 이제부터 내 시간인데 마음이 편하지 않다. 직장인으로 잘나가는 친구들을 생각하면 '나는 뭐지?'라는 생각도 들고 일종의 우울감에 사로잡힌다. '술이나 한잔 할까?'라는 생각이 들어서 찬장에 감추어 두었던 소주를 꺼내 마신다. 오전에 시작해서 오후 두 시까지는 끝내야 한다. 둘째가 집에 왔을 때 술 냄새를 풍겨서는 안 되기 때문이다. 그렇게 생활한 지 6개월이 지났지만, 가족들은 엄마가, 아내가 술 먹는지 전혀 모른다. 우울증으로 상담 온 자리에서 담당 의사에게 비로소 자신이 매일 술을 마신다고 털어놓는다.

E 씨는 알코올 의존일 수도 있고 단순히 남용하는 수준일 수도 있다. 그러나 정신 의학적 도움이 필요한 상태임은 분명해 보인다. **우울증과 알코올 남용은 서로 밀접하게 얽혀 있다.**

치료 회피

F 씨(50/여)는 알코올성 간경변증으로 5년 전에 간 이식 수술을 받은 바 있다. 그런데 간 이식을 받은 뒤에도 술을 끊지 못한다. C 씨와 유사한 간헐적 폭음 타입의 음주자다. 술을 마시는 것 때문에 환자에게 면역 억제제를 처방하는 외과의사에게도, 환자의 어머니에게도, 배우자에게도 F 씨는 천덕꾸러기로 낙인 찍혀 있다. 간기능 검사상 알코올성 간염 소견이 나타난다. 병원에 와야 하는 날 안 와서 필요한 처방을 받지 못하기도 하고, 어머니나 남편과는 항상 싸운다. 그리고 그렇게 싸우는 일이 술을 마실 핑계가 된다. 안 마실 때는 안 마시고 살 수 있지만 몇 주일 내에 틀림없이 술을 다시 마실 핑계가 생긴다. 병원에 잘 오지 않으려 하므로 정신건강의학과 진료도 제대로 받지 못한다.

F 씨는 간이식을 받고도 술을 못 끊는 사람이다. **이런 환자에게 정신건강의학과 주치의가 요구해야 할 것은 술을 끊는 것이 아닌 약속된 날짜에 병원에 잘 다니는 것이다.** 술을 끊어야 한다고 강력하게 요구하면 환자는 도망가서 병원에 오려 하지

않는다. 그러나 이런 환자도 병원에 정기적으로 다니기만 하면 음주 문제와 간기능 문제 모두 호전을 기대할 수 있다. 가족 관계의 호전도 기대할 수 있다. 중독을 치료 받으려는 동기는 약물을 중단하려는 동기보다 더 기본적이고 더 중요하다.

알코올 의존의 종착점

G 씨(55/남)는 이전에 알코올 의존으로 치료 받았다고 하나 병력 및 치료력이 불확실하다. 40대까지는 전문직은 아니어도 화이트컬러 직업을 가졌었다고 한다. 수년 전 이혼한 후로는 혼자 살고 있다. 가족으로는 누나가 있는데, 환자가 이혼한 뒤부터 환자 집에 가끔 들려서 밑반찬 등을 해 주고 용돈을 주면서 환자를 돌보고 있다. 누나와 함께 방문한 외래 진료실에서 환자는 방문한 곳이 병원임은 알고 있었지만 날짜를 몰랐고 누나가 아침을 챙겨 주었지만 식사했다는 사실 자체를 정확하게 기억하지 못했다. 환자는 자신이 술을 마셨다고 보고했지만, 누나의 이야기로는 집에서 술병을 발견하지 못했다고 말한다. 환자가 하는 말은 많은 부분이 할 때마다 달라졌지만, 문법이나 단어는 비교적 정확하게 구사했다. 면담을 마친 주치의는 환자가 혼자서 식사나 약을 챙길 수준이 되지 못한다고 결론 내렸다.

G 씨는 코르사코프 증후군(196쪽 참조)을 앓고 있다. 알코올

의존이라는 병을 제대로 관리하지 않았고 그동안 반복적인 알코올 금단과 진전섬망을 겪었을 가능성이 높다. 일상생활을 위해 필요한 작업 기억이 손상된 상태이므로, 지금은 집 근처 편의점에서 술을 사 올 능력조차 제한되어 있을 것이다. 이제는 음주가 환자의 예후와 크게 관련 없을 수도 있다. **G 씨는 적당한 영양을 섭취하면서 하루를 살아가는 최소한의 생존 유지부터 다른 사람의 도움을 필요로 한다.** 혼자 방치해 두면 어떤 안전사고를 일으키거나 당할지 모른다. 이 상태는 비가역적이므로 뚜렷한 치료적 대책도 없다. 지금은 누나가 G 씨의 생활을 돕고 있으나, 누나가 돌보는 데 지치거나 돌볼 수 없는 사정이 생기면 G 씨는 요양 시설에 들어가서 조용하고 순한 사람으로 여생을 살게 될 것이다.

극단적인 중독자

H 씨(60/남)는 술 때문에 직장도 잃고 가족도 잃고 노숙자가 되었는데, 구걸한 돈으로 소주를 사서 마신다. 가끔 밤중에 경찰에 의해 시립병원 응급실에 실려 와서 수액 주사를 맞으며 잔 뒤, 다음날 아침에 퇴원한다. 당직 의사에게 집에 갈 교통비를 얻어 가기도 한다. 그 돈으로는 다시 술을 사서 마실 것이다.

I 씨(45/남)는 가족에게 주취 폭력을 휘두른 뒤 알코올 전문 병

원에 3개월 입원했다가 1개월 전 퇴원했다. 퇴원 후 2주 동안은 음주하지 않고 잘 지냈다. 그러나 다시 술을 마시기 시작한 것이 폭음으로 이어졌고 결국 가족에게 폭력을 휘둘러서 경찰이 출동했다.

이런 환자들은 극단적인 경우로, 종합 병원의 알코올 클리닉에서는 접하기 어려운 사람들이다. 알코올 의존에 대해 제대로 된 의학적 평가나 치료를 받아본 적이 없거나, 치료 받았더라도 본인의 동의가 부족한 상태에서 했고, 퇴원 후 적절한 외래 치료로 이어지지 않았다. 이들은 알코올 문제를 해결하고 건강하게 살겠다는 동기도 가지고 있지 않다. **이들의 첫 번째 문제는 술을 마신다는 것이 아니라 건전한 생활인으로서 최소한도의 삶이 무너졌다는 것이다.** 의학적 치료뿐만 아니라 사회복지 차원에서의 지원이 필요할 수도 있다.

알코올 클리닉을 다니는 환자들은 이들과는 달리 근근이 또는 적당히 사회적 역할과 일상을 유지하면서 살아나간다. 적극적인 치료 의지는 없더라도, 알코올 클리닉에 다니는 것을 스스로 받아들인 사람들이다. 그러나 이들이 자신의 음주 문제를 부정하고 치료에서 떠나간다면, 극단적인 경우로 진행할 수도 있다.

이렇게 다양한 환자들을 치료하려면 개인별 맞춤 전략이

필요하다. 강력한 행동 치료가 필요한 환자부터 우울증 약물 치료만 하면 알코올 문제도 해결되는 환자까지 있다. 맞춤 전략은 정확한 평가에 근거하고, 그러기 위해서는 확실한 의학적 관점에서 접근할 필요가 있다.

남용되는 약물의 종류

남용되는 약물은 다양하고, 약물이 우리 몸과 마음에 일으키는 효과도 다양하다. 어떤 약물들은 서로 반대되는 효과를 일으킴에도 불구하고, 둘 다 남용된다. 이 약물들은 다양하게 분류할 수 있다. 먼저 합법 약물과 불법 약물로 구분할 수 있다. 어떤 약물이 불법인지 합법인지는 그 약물의 화학성분에 의해서만 결정되지 않는다. 같은 화합물이라도 병원에서 처방 받아 환자 본인이 사용하는 경우와 처방된 뒤 다른 사람이 사용하는 경우와 처음부터 길거리 약물로 팔리는 경우의 법적인 위치는 다르다. 사용자에게 미치는 신체적-심리적 영향은 같은데, 약물 투여가 치료일 수도 취미 생활일 수도 범죄일 수도 있다.

약물의 강도로도 나눠 볼 수 있다. 약물이 신체를 손상시키거나 의존을 일으키는 위험도에 따라 **강한 약**(hard drug)과 **약한 약**(soft drug)을 구분하는 것이다. 약한 약의 대표는 **대마초**다. 대마초가 몇 개 나라에서 합법화되고 있는 것은, 많은 전문가들이

'대마는 별로 위험하지 않은 약이다'라는 견해를 공유하고 있기 때문이다. 대마는 치명적 부작용도 별로 없고, 의존을 심하게 일으키지도 않는다. 하지만 대마 합법화는 의학적 조치가 아닌 정치적 조치로 대마의 안전성에 대한 과학적인 평가 결과와는 다르다.

강한 약의 대표는 **헤로인**이다. 헤로인은 수많은 사람을 죽음으로 몰아넣었고 의존성도 매우 높은 약물이다. 세계 어느 나라도 헤로인을 합법화하지는 않는다. 그렇다고 해서 약한 약물이 강한 약물보다 낫다는 것은 아니다. 어떤 약물이 강한지 약한지는 어느 정도 상대적인 개념이다. 더군다나 **약한 약은 강한 약에 대한 두려움과 경계를 없애는 역할을 해서 강한 약의 심리적 접근성을 높여 준다는 의심을 받고 있다**[관문 약물(gateway drug)]. 대마초를 해본 사람이 '마약이라는 것 별것 아니네'라고 느낀다면 주저함 없이 헤로인으로 향할 수도 있다는 뜻이다.

약물이 어떤 효과를 주는지에 따라서도 분류한다. 우리나라의 법은 오피오이드와 코카인을 마약(痲藥)류라고 분류하고 대마(大痲)와 향정신성(向精神性) 약물을 각 별개의 카테고리로 본다. 그런데 어원적으로 마(痲)는 삼베 즉, 대마를 의미한다. 어원과 달리, 우리나라 법에서 마약으로 분류되는 것은 대마가 아니라 양귀비와 코카나무에서 유래한 화합물들이다. 즉, 법적 분류는 의학적으로는 의미가 별로 없다. 의학적으로는 마음에 영향을 미치는 약물들을 약리학적 특성과 효과에 따라 다음과 같이 분류한다.

중추신경계 억제제(central nervous system depressants) 및 알코올

각성 및 주의력을 떨어뜨리는 약물이다. 불안을 감소시키고 수면을 유도하므로 신경안정제나 수면유도제로 처방된다. 알코올은 중추신경계 억제제와 거의 같은 효과를 갖는다. 알코올과 중추신경계 억제제 사이에 **교차 내성**도 발생한다. 그래서 과음하는 사람은 내시경할 때 수면 마취가 잘 되지 않는다.

중추신경계 자극제(central nervous system stimulants)

각성 및 주의력을 증가시키므로 억제제와 거의 반대 개념이다. 그러나 두 약물이 뇌에서 작용하는 약리학적 기전은 전혀 관계가 없다. 흔히 **정신 자극제**(psychostimulants)라 불린다.

오피오이드(opioids)

양귀비, 즉 아편에서 유래한 천연물 및 그와 비슷한 효과를 갖는 화합물들로, 강력한 진통제이며 의존성도 높다. 오피오이드에 속하는 헤로인은 강한 약물의 대표다.

환각제(hallucinogens)

요사이는 흔히 **사이키델릭**(psychedelics)이라 부른다. 주된 효과는 외부 환경 및 자기 자신에 대한 지각과 느낌을 변화시키

는 것이다. 환각[실제 존재하지 않는 자극을 느끼는 것]도 일으
킨다.

대마(cannabis) 제제

대마의 오래된 역사 때문에 별도로 분류하지만, 향정신성
효과 측면에서 대마는 약한 사이키델릭과 비슷하다. 또한 대마
는 제제 종류가 매우 다양하다는 특징이 있다.

기타

카페인, 니코틴, 유기 용매[본드나 부탄가스], 아산화질소, 아
질산아밀 등 다양한 물질이 정신에 미치는 효과 때문에 남용된
다. 정신 활성이 없는 약물들도 남용되는데, 주로 자신이 원하는
신체상(身體像)을 만들기 위한 목적이다.

각 약물에 대한 자세한 설명은 뒤에서 더 다룰 것이다(172쪽
참조).

한편, 현실 세계에서 길거리 약물은 단순히 성분에 따라 분
류되지 않는다. 먼저, 한 가지 약물은 다양한 별명을 갖는다. 별
명은 각 문화권 별로 독특하고 시대에 따라 달라진다. 한 가지
약물이라도 사용법이나 제형에 따라 효과가 매우 다른데, 그에
따라 이름이 달라지기도 한다.

약물에 대한 정부의 규제는 특정 화학 구조에 대해 내려지

는데, 길거리 제약사들은 새로 규제 받게 된 약물의 화학 구조를 조금 바꾼 유사체를 만들어 시장을 공략한다. 새 약물이기 때문이 규제 약물 리스트에 들어있지 않다. 규제 당국은 이 약물도 리스트에 추가하겠지만 시간이 걸리고, 그동안 이 약물은 합법적으로 유통된다. 이런 쫓고 쫓기는 사이클이 반복되면서 새로운 약물들이 길거리에 속속 등장한다.

더 복잡한 것은, 약물이 소분되어 팔릴 때 다른 효과를 가진 약물이 첨가되기도 하고, 이물질로 희석되기도 해서 이름만으로는 실제 성분과 함량을 잘 알 수 없다는 점이다. 널리 유통되는 이름 아래 다른 약물이 팔리기도 한다. 어떤 혼합-복합 제제는 새로운 약처럼 별개의 명칭으로 유통되는데 성분이나 혼합 비율 등은 표준화되어 있지 않다. 따라서 약물 사용자는 자기가 구한 약물의 성분을 정확하게 알지도 못하는 채 사용할 위험에도 노출되어 있다.

약물은 어떻게 사용되고 있을까?

호기심에서 출발해서 의존에 이르기까지, 약물을 사용하는 상황을 몇 단계로 구분해 볼 수 있다. 약한 약 사용자들은 대개 의존 단계까지 도달하지 않지만 강한 약은 실험적 사용에서 곧바로 의존으로 직행할 수도 있다.

실험적 사용

약물에 대해 '이게 뭐지?' 하는 호기심이 발동된다. 위험해 보이기도 한다. 위험해 보이는 것을 감행하려면 혼자가 아닌 여럿이 서로 응원하는게 좋다. 특히 친구 중에 이미 그걸 해 본 사람이 있다면 더 좋다. 실험은 대마나 엑스터시 등 약한 약물로 시작한다.

상황적 사용

호기심 단계를 지나서 약물 사용이 익숙해지면, '그곳에서는 약물을 하는 게 당연하기 때문에' 약물을 하는 단계가 된다. 클럽에서는 엑스터시를 해야 쿨한 사람으로 인정된다. 그룹의 구성원으로 인정받기 위해 필요한 의식중의 하나가 약물을 같이 하는 것일 수도 있다. 대마초와 LSD가 반문화의 아이콘이었던 것도 이런 상황을 반영한다. 이 단계까지는 약물 자체보다는 약물을 매개로 한 관계 형성이 더 중요하게 여겨진다.

유희적 사용

다른 사람을 신경 쓰지 않고 나의 중요한 취미 생활로 비교적 정규적으로 약물을 한다. 약물 자체가 목적이 된다. 여기서 더 나아가면 특별한 목적 없이 습관적으로 사용하게 된다. 습관화는 의존에 이르는 길목에 있다.

의존

의학적으로 질병이라 진단할 수 있다. 약물 사용이 강박적인 수준이 되고, 금단을 겪기도 한다. 그만하고 싶어도 내 뜻대로 그만둘 수 없는, 약물의 조종을 받는, 약물에 '낚인' 상태다.

약물은 어떤 방법으로 사용되고 있을까?

한 약물이라도 어떤 방법으로 사용하는지에 따라 효과와 의존성이 크게 달라진다. 어떤 약물은 주로 한 가지 방법으로만 사용되지만 어떤 약물은 투여 방법이 다양하다. 한 약물의 새로운 투여법은 새 약물처럼 전파되기도 한다. 약물의 주된 투여법들을 아래 기술하였는데, 여기 포함되지 않는 창의적인 사용법도 있을 것이다.

경구 투여

약을 먹은 지 십여 분 뒤부터 서서히 효과가 나타나 몇 시간 지속된다. 초심자들이 사용하는 방법이다. 각 약물 고유의 약리적 효과를 서서히 느끼게 된다.

코 흡입(snorting) 및 점막 투여

코카인의 전통적 사용법으로, 빨대를 사용하여 콧구멍으로 약물 분말을 빨아들인다. 약물은 코의 점막에 부착되어 흡수된다. 효과는 1~2분 내에 나타나므로 먹는 것보다 훨씬 빠르지만 그 강도가 폐 흡인이나 정맥 주사시에 오는 강력한 느낌(하이)까지는 아니다. 구강점막을 통한 투여법[혀 밑이나 뺨 안에 물고 있는 것]도 비슷한데, 협심증 등 빠른 효과가 필요한 치료제 투여 시에도 사용되는 방법이다.

흡연(smoking) 및 폐 흡인(inhalation)

담배, 대마초, 아편, 부탄가스 등은 흡연이나 흡인[태우지 않고 기화시킴]으로 섭취하는 것이 일반적이다. 다른 약물들도 담배와 섞어 피우는 식으로 흡연하기도 한다. 분말이나 결정 형태의 약물을 가열하여 발생하는 증기를 흡인하기도 한다. 크랙 코카인의 사용법인데, 코로 흡입하는 코카인보다 효과가 훨씬 강력하다. 폐 모세혈관을 통해 직접 흡수되므로 작용 시간이 빠르고 하이를 느낄 수 있으면서도 들이마시는 깊이로써 투여량을 스스로 조절할 수 있다. 의존을 잘 일으키는 방법이다. 흡연으로 사용되는 고품질 아편은 엄청난 수의 의존자를 만들었고 아편전쟁의 원인이 되었다. 약한 약물인 담배의 의존성이 높은 것도 흡연으로 사용되기 때문이다.

정맥 주사

헤로인, 필로폰 등 심각한 약물 의존과 관계된 방법이다. 정맥으로 투여된 약물은 뇌로 한꺼번에 몰려드는데, 이때의 짜릿함, 하이가 사용자가 노리는 것이다. 정맥 주사의 하이는 약물 고유의 약리학적 효과로 설명하기 힘든, 매우 직접적이고 강력한 느낌을 준다. 다만 약물은 곧 혈액 속에서 희석되므로 이 순간은 길지 않다. 따라서 단시간 내 반복 투여하게 되며, 결국 과다 투여에 의한 사망 사고가 일어난다. 약물 투여와 효과 사이 시간 간격이 수 초이므로 강력한 학습 효과가 있어서 의존을 매우 잘 일으킨다. 필로폰 의존인 사람이 실형을 살고 나와서도 약물을 끊지 못하는 것을 보면 의존성이 얼마나 강력한지 알 수 있다. 정맥 주사는 주사기 공동 사용으로 인한 혈액 매개 감염, 주사액의 불순물로 인한 폐색전증 등 신체적으로도 매우 위험한 방법이다.

현실 속에서 한 가지 약물은 다양한 방법으로 사용된다. 필로폰을 처음 사용하는 사람은 경구 투여하여 에너지 충만한 각성 상태를 체험한다. 그 상태에서 다른 투약자들과 즐겁게 노는 것이 약물 사용의 목적이다. 그러다가 정맥 주사를 하게 되면 하이를 느끼고 본격적인 의존에 빠져든다. 코로 흡입하는 코카인과 증기 흡인하는 크랙 코카인 사이에도 비슷한 차이가 있다.

치료적 약물이 길거리로 빼돌려지는 경우는, 치료적으로 사용할 때와는 다른 방법이나 용량으로 사용된다. 오피오이드 진통제인 펜타닐 패치[피부에 붙이는 제형]는 약물 작용 속도가 매우 느려서 남용자가 노리는 효과를 얻을 수 없다. 그래서 남용자들은 이 약물이 수십 배 빨리 흡수되어 하이가 느껴지도록 하는 방법들을 사용한다. 같은 약물이라도 의학적으로 사용할 때와 남용성으로 사용할 때 의존 위험성이 크게 다른 이유다.

중독성 없는 약물도 남용된다

보디빌더들이 근육을 키우기 위해 사용하는 **아나볼릭 스테로이드**, 살을 빼려는 여성들이 사용하는 **설사약**이나 **이뇨제** 등은 신체상을 만들어 주는 약이기 때문에 남용된다. 이 약물들은 향정신성이 아니지만, 남용 약물의 중요한 부분을 차지한다.

사실상 필요 없지만 사용자 스스로가 자신에게 꼭 필요하다고 믿기 때문에 지속적으로 사용하는 약물도 있다. 스스로 선택한 비처방 약물이나 건강보조식품 등이다.

처음에 의학적 필요에 따라 사용하였던 약물이었지만, 이제 필요가 없어져서 의사가 처방을 중단하려 할 때 환자가 계속 처방해달라고 요구하는 경우도 있다. 향정신성 약물이 아니더라도 그렇다. 약물을 중단하면 금단 증상이 생기기 때문일 수도 있다. 이런 약물은 서서히 줄여서 중단하여야 한다. 그러나 이보다 더 흔한 이유는, 환자가 약물이 지금도 자신에게 도움을 주고 있다는 확신을 가지고 있기 때문이다. 약을 중단하면 어렵게 회복한 자신의 건강이 다시 무너지리라 생각하기 때문에 중단하자는 주치의의 권유를 받아들이지 못한다. 심리적 의존의 일종이라 할 수도 있을 것이다.

9

도박 중독, 멈추지 못하는 사람들

　도박이 병이라는 이야기는 흔히 듣는다. 대개는 병 '같다'는 비유로 이야기하는 것인데, 실제로 정신 의학계에서 **도박 중독**은 질병으로 분류한다. 도박, 인터넷 게임 등 약물이 아닌 특정 행위에 집착해서 적절히 조절하지 못하는 것을 **행위 중독**(behavioral addiction)이라 부른다. 그 대표는 도박이다. 다음으로 우리나라에서는 인터넷 게임이 문제로 대두되지만 SNS, 포르노그래피 등에도 중독이 되며, 일상 생활에서는 쇼핑, 운동, 심지어 일에도 중독된다는 이야기까지 있다.

　중독되는 행위들은 사람들이 하고 즐기는 일, 취미, 기호의 영역이며 어떤 행위는 신체적-사회적으로 건강하게 살기 위해 꼭 필요한 것들이다. 따라서 이런 행위를 어떤 정도로 어떻게 해야 질병으로 볼 수 있을지는 단순하지 않다. 환자와 가족 사이에도 '이것이 병인가?'를 놓고 다투게 된다. 이 장에서는 행위 중독중 가장 무섭다고 손 꼽히는 도박 중독에 대해 알아보겠다.

도박에 중독되는 사람들

행위 중독을 잘 일으키는 도박이나 게임은, 뇌에 작용하는 약물이 아니지만 의존성 약물과 비슷한 자극을 공급한다. 약물이 작용이 작용하는 곳[뇌]과 살아가면서 겪는 사건들이 작용하는 곳[마음]은 긴밀하게 연결되어 있기 때문이다. 이러한 유사성 때문에 행위 중독의 치료에도 약물 의존의 치료법이 적용된다. 그러나 행위 중독을 치료할 때 약물 의존과는 다른 어려움이 있다. 알코올 의존은 술을 접하지 않고 사는 생활 습관을 갖게 되면 해결된다. 살아가면서 꼭 해야 하는 일 중에 음주라는 옵션은 아예 없어도 된다. 필로폰 등 불법 약물은 평범한 시민들은 접하기조차 어려운 약물이다. **그런데 중독성 행위들 중에는 정상적인 생활을 위해서는 계속할 수밖에 없는 것도 있다. 그래서 중단하는 것이 더 곤란하다.**

중독은 아예 하지 않는 것보다 지나치지 않게 유지하는 것이 훨씬 어렵다. 예를 들어 인터넷 게임이나 인터넷 도박에 중독된 사람이, 업무나 학습을 위해 인터넷을 사용하면서 게임이나 도박은 하지 않는 것은 쉽지 않다. '클릭 한 번이면 할 수 있는 유혹이 있지만 참는 것'과 '하고 싶어도 접근할 수 없어서 포기하는 것'은 다르다. 들여야 하는 정신적 힘에서 엄청난 차이가 나기 때문이다. 특히 누구나 항상 손에 쥐고 있는 스마트폰으로 인터넷 접속이 가능한 요즘에는 인터넷을 하지 않는 것이 거의 불가능하다.

행위 중독 중 단연코 난제는 도박 중독이다. 최근에는 인터넷 게임에 도박적 요소가 도입되어서 게임 중독이 곧 도박 중독이 되는 경우도 있다. 이러한 도박 중독은 공식 진단명으로 **도박 장애**(gambling disorder)라 하며, **병적 도박**(pathological gambling)이라 불리기도 한다. 그러나 **도박 중독**이라는 용어가 이 상태를 가장 쉽게 이해하게 한다.

도박의 핵심은 불확실함이다. 불확실한 자극은 도파민계를 활성화시키면서 주의력을 강력하게 이끈다. 또한 불규칙적으로 주어지는 큰 보상은 지워지지 않는 강력한 기억을 만들어 낸다. 그래서 도박은 중독성이 강하다. 특히 초기에 한번 크게 딴 적이 있으면, 그 경험이 마치 의존성 약물의 '하이'처럼 작용해 거기서 벗어나지 못하고 중독에 빠져들기 쉽다. 다른 중독과 달리, **도박 중독은 사회인으로서의 개인에게 파국을 초래한다.** 도박 문제를 감추기 위해 거짓말 하는 일은 일상 생활이 된다. 금전 문제가 직접 걸려 있어서 공금 횡령 등 금전적 범죄를 저지르게 되는 경우도 있다.

과거 도박 중독은 성년기, 사회생활 하고 돈 벌기 시작하는 무렵부터 시작되었는데, 휴대폰 도박과 대상자를 가리지 않는 소액 대출 등이 일상화되면서 요사이는 청소년들도 도박에 빨려 들게 되었다. 청소년들은 성인에 비해 충동성을 억제할 능력이 적으므로 더 위험할 수도 있다.

도박 중독자들은 어떤 경로로 중독될까?

도박의 종류는 다양하다. 포커 등 놀이적 요소가 강한 게임도 돈이 많이 걸리면 도박이 될 수 있다. 경마나 스포츠 토토 등 결과를 알아맞추는 내기성 도박도 있다. 도박자는 나름대로의 정보를 가지고 전략을 구사하면서 자신이 과학적 방법으로 베팅한다고 믿지만 사실은 무작위적 도박에 가깝다. 또한 복권은 순수한 무작위성 도박임이 분명하지만, 복권 구입자는 나름대로의 승률을 높이는 방식을 고집한다. 도박에서는 합리성이 통하지 않음을 보여 주는 현상이다.

슬롯머신이나 룰렛, 블랙잭 등 카지노에서 하는 도박은 단시간에 승부가 결정된다. 놀이적 요소는 거의 없이 돈을 걸고 잃고 따는 것이 게임의 전부다. 단위 시간당 여러 판을 할 수 있어서 중독성이 강하다. 합법의 영역 안에도 이렇게 다양한 도박이나 사행 행위들이 있다. 사행 행위로 분류되지 않지만 단기간에 대박을 칠 수 있다는 투자도 도박성이 강하다. 하루 등락폭이 수십 퍼센트에 달하는 가상 화폐 투자 또한 내기성 도박에 가깝다.

한편, 우리나라에는 도박 업자가 만든 '하우스'에 비밀리에 모여서 하는 불법 도박도 흔하다. 인터넷 상에도 휴대폰으로 접속하는 카지노와 스포츠 베팅을 비롯해서 다양한 불법 도박이 성행하고 있다. 합법 도박은 도박 세계로의 입장권을 합법적으로 팔지만 베팅 액수 제한, 도박장 출입 일수 제한 등 나름대로 폐해를 줄이기 위한 규칙을 가지고 있다. 그러나 불법 도박은 최소한의 규제조차 없다. 특히 스마트폰을 매개로 한 도박은 접근성과 전염성 측면에서 엄청난 힘을 가지고 있다.

이러한 도박은 어떻게 시작될까? 돈을 거는 게임을 하겠다는 의도로 도박장이나 도박 사이트를 찾아서 시작하게 되는 경우도 있지만, 청소년에서는 다른 중독과 마찬가지로 또래들의 유혹이 중요한 역할을 한다. 먼저 발을 들여서 초기에 돈을 딴 청소년이 주위에 자랑하는 것은 친구들에게 당장 따라 하고 싶은 유혹을 일으킨다. 모바일 세계에서는 이런 일이 일어나는 곳이 교실일 수도 있다. 친구 말을 듣고 수십 초 내에 자신도 거기 접속할 수 있다. 비슷하게, 코인 투자로 거액을 잃은 사람들의 상당수는 코인으로 크게 번 주위 사람들의 일화가 코인에 투자하는 강력한 계기가 된다. 인터넷에 떠도는 과장된 이야기에 낚이기도 한다.

모바일 시대에 도박에 이르는 또 다른 경로는 우연히, 또는 도박인지 모르고 시작하는 것이다. 성인 인터넷 사이트의 배너를 무심코 혹은 호기심으로 클릭하니까 처음 보는 게임 사이트로 연결되었는데, 게임이라 생각하고 하다가 '미끼'를 물어서 소액을 베팅해서 따거나, 거기서 제시하는 솔깃한 '아르바이트' 제안을 받아들였는데 알고 보니 착취성 불법 도박 사이트였고, 이를 깨달았을 때는 금전적으로 속박되어서 또는 협박당해서[그 사이트에서 일어나는 불법 행위에 조력하는 일을 저지르게 되기 때문에…] 벗어날 수 없게 된다. 스마트폰을 사용하는 청소년들은 이런 범죄성 도박의 위험에 거의 무방비 상태로 노출되어 있다.

도박 중독 특유의 인지 왜곡

도박을 지속하는 동기에는 다른 중독과 공통된 부분도 있지만, 도박만의 특이적인 인지적 왜곡이 있다. 그중 하나는 '지난번에 잃었으니 이번엔 딸 것이다'라는 생각이다. 도박처럼 무작위로 일어나는 일에서는 이전 결과가 이번 결과에 영향을 미치지 않는다. 하지만 도박을 하는 사람은 합리적 사고를 할 때는 문제가 없더라도, 도박 상황에서는 이성적인 판단을 잃고 감성에 휘둘린다. 도박은 이성보다는 강력한 감정에 의해 움직이는 세계이기 때문이다.

또 한 가지는 '이번에 크게 따면 그동안의 손실을 다 해결할 수 있으리라'[**추격 도박**]는 기대이다. 그래서 그동안의 손실을 과감하게 매몰 비용으로 처리하고 판을 떠나는 것은 불가능하다. 이런 전략 아래서는 잃을수록 다음 번 베팅 금액이 기하급수적으로 늘고 손실도 걷잡을 수 없이 늘어난다. 그러다가 운 좋게 따서 본전이 회복되더라도, '다행이다, 이제는 본전 찾았으니 그만 해야지'라는 생각은 들지 않는다. 마지막 판을 딴 데다가, 이미 중독된 상태이기 때문이다. 그래서 기하급수적으로 베팅하는 알고리듬은 지속되고 파국을 맞을 수밖에 없다. 이외에도 도박하는 사람들은 특정 징크스를 믿거나, 자신이 도박의 결과에 영향을 미칠 수 있으리라 생각하는 등의 비합리적 인지를 갖는다. 땄던 경험만 선택적으로 기억하기도 한다.

금전적 파국과 대신 갚아 주기

도박 중독 환자는 결국 금전적 위기를 겪고, 이를 타개하기 위해 가족 친지에게 돈을 꾸고 거짓말을 하게 되며, 개인의 돈으로 메울 수 없는 수준이 되면 불법 사채를 끌어 쓰거나 공금 횡령 등의 범죄를 저지른다. 횡령은 범죄 의도를 명확하게 가진다기보다는, 손실을 메우기 위해 공금을 잠시 빌리고 도박판에서 돈을 딴 뒤에 제자리에 돌려놓겠다는 의도로 저지른다. 물론 성공할 수 없다.

재정적으로 수습이 불가능해지고 사채업자에게 협박당하고 형사 처벌을 앞두고서야 환자는 치료를 찾는다. 이때도 문제를 스스로 깨달아 오는 경우는 적고, 치료 받는 조건으로 가족들이 재정적 문제를 해결해 주기 때문에 병원에 오는 경우가 많다. 부모는 자식이 범죄자가 되는 것이 두려워서 빚을 대신 갚아준다. 그러면서 내거는 조건은 '이번이 마지막이고 더 이상은 도박하면 안 된다'인데, 중독된 환자는 다시 도박을 하게 된다. 다시 하게 되는 배경에는 '빚을 지더라도 결국 가족이 갚아 주네, 이번에도 잃으면 갚아 주겠지'라는 막연한 기대가 있다. 도박 빚은 책임지지 않아도 된다는 학습이 이루어진 것이다. 빚이 청산되면 다시 돈을 빌려서 도박을 할 수 있는 가능성이 생기는데, 중독 환자는 할 기회가 주어지면 중독 행위를 하게 된다. 따라서 **도박 문제를 해결하기 위해 가장 중요한 것은 주위에서 빚을 갚아 주지 않는 것**이지만, 부모는 자녀가 범죄자가 되는 것이 가슴 아파서 그냥 지켜보지 못한다. 그래서 도박 문제는 점점 더 파국으로 치닫는다.

증례

직업 군인 A 씨(26/남)는 도박과 관계되어 처벌 받고 불명예 제대할 위기에서 정신건강의학과를 방문했다. 어렸을 때부터 해외 유명 축구팀들에 대해 다 꿰고 있었기 때문에, 대학 시절 친구를 통해 축구 베팅을 알게 되었을 때도 도박이라는 생각이 들지는 않았다. 나름대로 분석을 하고 베팅하여 어느 정도 따기도 했다. 그러다가 불법 베팅 사이트를 알게 되었지만, 여기서는 베팅 대상이 승부가 아니라 완전히 무작위적인 것(누가 경고를 받는가 등)이어서 자신의 분석 능력은 아무런 소용이 없었으므로 A 씨는 큰 관심을 갖지 않았다.

졸업 후에는 장교로 임관하였는데, 격리된 지역에 발령받으면서 일과 시간 이후에 할 일이 없어졌다. 그러다가 폰에서 지우지 않고 놔두었던 불법 베팅 앱을 찾아냈다. 장난삼아 한번 해 보았는데, 우연히 그 몇 배를 벌었다. 몇 번 비슷한 일을 겪은 뒤 험난한 길이 시작되었다. 처음에는 여자친구에게 돈을 빌렸지만 반복되면서 결국 여자친구는 떠나갔다. 이후에는 소대 부사관에게 돈을 빌렸다. 집안에 어려운 일이 생겼다고 거짓말했다. 간간히 따면 곧 갚았지만, 여러 번 반복되면서 부사관은 더 이상 빌려 주지 않았다. 그렇게 되자 부대의 다른 사람들에게도 돈을 빌렸다. 결국 사채를 쓰기 시작했다. 사채업자한테 협박을 받게 되었고, 돈을 빌려줬던 부사관은 A 씨가 도박하는 것 같다며 부대장에게 보고했다. 퇴로가 없어 보이는 상태에서 A 씨는 자살기도를 하려하다가 발견되어 군 의료기관을 거쳐 내원했다.

　게임과 도박의 경계가 불분명한 경우도 있지만, A 씨는 대학 시절에는 두 가지를 구분할 수 있었다. 그러던 A 씨를 불법 베팅으로 빠뜨린 것은 돈 벌겠다는 생각보다는 무료함이었다. 알고는 있지만 해 보지 않았던 것에 대한 호기심도 있었을 것이다. 취미 생활로 선택한 것인데 그것이 하필 도박이었다. 폰에 앱이 깔려 있었으므로 접근성은 최고였다. 처음에 크게 딴 것은 약물의 '하이'와 같다. 하이를 체험한 뒤에는 중독으로 빨려들어 갔다.

　여기저기서 거짓말해서 빚을 얻는 것도 도박 중독 환자의 전형적 모습이다. 이는 대인 관계와 직업 생활의 파탄으로 이어진다. '이번에 따면 다 갚고 그만둘 것이다.'라는 생각을 절망의 바로 앞단계에서 하지만 실현되지는 않는다. 퇴로가 없다고 판단하였을 때, 치료를 찾기보다는 자살 기도하는 도박 중독 환자들도 제법 볼 수 있다. 않으려고 나름대로 결심하지만 도저히 되지 안 되는 데다가 다른 해결책도 보이지 않기 때문에 절망에 이른다. 도박 중독은 너무 위험한 것이다.

도박 중독은 치료될까?

　환자는 도박 때문에 절박한 상태에 빠져 있지만, 추격 도박으로 문제를 해결할 수 있으리라는 기대감, 절망적 현실을 외면하려는 방어, 생활방식을 바꾸는 데에 대한 부담감, 치료 받는 것은 자신의 정신적 취약성을 인정하는 것이라는 생각 등으로 치료에 대한 **양가감정**을 가지고 있다. 더구나 도박 중독은 다른 중독보다도 더 심하게 낙인 찍히는 질환이고 환자는 그동안 수많은 비난을 받아왔기 때문에, 치료 받으러 와서도 또 비난받을까 봐 잔뜩 경계하게 된다. 치료 초기에 이러한 문제가 탐색되어야 한다. 환자가 치료를 받아들이지 못하면 아무것도 되지 않는다.

　다른 중독과 마찬가지로 도박하고 싶은 충동은 항상 있다기보다는 어떤 자극을 계기로 갑자기 마음에 떠오르는데, 이때 어떻게 하느냐가 중요하다. 단순히 참는 것은 쉽지 않다. 그 갈망감이 사라질 때까지 도박에 접근할 수 없는 환경에 있는 것이 가장 효과적이다. 불가능함을 알고 포기한다면 갈망감 자체가 줄어든다. 내국인 카지노 출입 일수 제한 조치는 이런 효과를 가질 수 있다. 그러나 모바일 시대가 되면서 접근성 제한이 어려워졌다. 하고 싶은 충동이 일어났을 때 휴대폰 앱을 열어 바로 도박 사이트에 접속할 수 있다면, 자제하는 것은 거의 불가능하다. 언제라도 접속할 수 있음을 알고 있다는 사실 자체가 갈망감을 더 증가시킨다. 하고 싶어도 돈을 구할 수 없는 것은 도박을 차단하기 위한 좋은 방법인데, 모바일로 즉시 사채를 끌어다 쓸 수 있는 상황에서는 적용되지 않는다.

도박을 하느냐 않느냐를 결단하는 것은 온전히 마음의 문제 같지만, 뇌에 작용하는 약물이 도박 중독 치료에 도움이 될 수 있다. 알코올 의존을 치료하는 날트렉손을 사용하는데, 알코올이건 도박이건 자극을 접했을 때 주의력이 그 자극에 꽂히는 것을 막아 주는 역할을 한다. 단기 개입, 동기강화 치료, 인지행동 치료 등의 심리사회적 치료도 도움이 된다. 인지행동 치료시에 도박 특유의 인지 왜곡 문제를 다루어 주어야 한다는 점이 다른 중독의 치료와 다른 점이다.

단도박모임(Gamblers anonymous, GA, www.dandobak.or.kr 및 www.dandobak.co.kr)도 도박 문제 해결에 도움이 된다. 도박은 다른 중독보다 도덕 및 선악과 관계된 문제가 더 강하기 때문에 영적인 치료가 특히 도움이 될 수도 있다. 대개의 환자들이 가족과 심한 갈등을 겪으므로 이에 대한 관심과 개입도 필요하다. 파산 등의 재정적 문제를 다루어 주어야 할 필요도 있는데 해당 분야 전문가의 협조가 필요하다. 치료 받는 조건으로 '이번에만 마지막으로 빚을 갚아 주는' 가족과 환자의 약속은 앞서 설명한 이유로 도움이 되기보다는 문제를 더 연장시키고 확장시킬 수 있다.

한 사람이 도박 문제를 겪는다고 반드시 도박 중독인 것은 아니다. 평소 도박을 앓던 사람이 갑자기 도박을 시작하여 단기간에 많은 돈을 베팅하고 잃는다면, 이 사람은 도박 중독이 아니라 **양극성 장애(조울증)**의 조증 상태에 있는 것일 수도 있다. **우울증**인 사람이 다른 아무것도 할 의지력이 없으면서도 온라인 도박에는 매달리기도 한다. 이런 경우에는 해당 질환을 치료함으로써 도박 문제도 해결된다.

참고 문헌

최삼욱 (2014) 행위중독. 서울, 눈출판그룹

김현수, 민성호, 이태경, 천영일, 최삼욱 (2019) 행위중독 (in 한국중독정신 의학회 편, 중독정신 의학 2판. 서울, 아이엠이즈 컴퍼니)

신영철, 최삼욱, 하주원 (2020) 어쩌다 도박. 서울, 블루페가수스

한국단도박모임(www.dandobak.or.kr)

10

사이버 중독,
스마트폰에 갇힌 사람들

인터넷 과몰입은 최근 정신 의학계에서 질병으로 받아들여지기 시작해서 **인터넷 게임 장애**(Internet gaming disorder)라는 공식 진단명을 갖게 되었다. 다양한 인터넷 사용 영역 중 게임 및 도박 과몰입만을 질병으로 정의하였지만, 소셜미디어(SNS)나 유튜브, 숏폼 등도 중독성이 분명하다.

청소년이 인터넷에 과몰입하는 것은 IT 기반 시설이 잘 갖추어졌지만 예술이나 스포츠 클럽 등 다른 청소년 취미 생활이 잘 보급되지 않은 우리나라에서 특히 문제가 된다. 인터넷 과몰입을 병으로 정의해야 하는지, 즉 공식 진단명을 도입할지에 대한 논란이 아직 끝났다고는 볼 수 없지만(증례의 A 군, 120쪽 참조), 그것은 부수적인 문제일 뿐이다. 지나치게 인터넷에 몰입하는 청소년에서 학업 수행 부진, 무단 결석, 정서적 불안정, 에너지 부족, 사회적응의 문제, 친구관계 문제 및 부모와의 갈등 등이 발생함은 분명하다. 물론 역방향의 인과 관계도 가능하다. 현실 적응을 어려워하는 청소년은 사이버 세계에서 자신의 정체성과 자존감을 찾으려 할 것이다. 어떤 경우에서든 이 청소년에게는 정신 의학적 도움이 필요하다. 제시될 증례에서 이 문제를 엿볼 수 있을 것이다.

인터넷 중독은 병일까?

화면을 보고 버튼이나 조이스틱을 움직여서 하는 컴퓨터 게임류는 과거부터 있었다. 그러나 과거 콘솔 게임의 시대에는 게임 중독이 별로 문제되지 않았다. 콘솔 게임과 인터넷 게임의 차이는, 전자는 어느 정도 하다 보면 너무 뻔한데 비해 인터넷 게임은 똑같은 상황이 반복되는 일이 없다는 점이다. 같은 자극이 반복되면 처음에는 재미있는 것이더라도 결국 참신성을 잃고 습관화되어 흥미와 현저성을 잃는다. 콘솔 게임 슈퍼마리오는 '버튼을 이리저리 몇 번 누르면 장애물을 피해 이번 판 끝까지 통과한다'는 공식마저 있기 때문에 하다 보면 지루해지고 흥미를 잃게 된다. 반면 네트웍 게임에서는 같이 게임하는 사람들도 매번 바뀌고 그에 따라 자신이 게임에서 구사하는 전략이나 역할도 달라진다. 어떤 공식도 만들어질 수 없고 항상 참신함이 공급된다.

곧 인터넷 매체들은 항상 **참신성**을 공급하여 사용자가 지루해하지 않고 지속해서 자극을 추구하도록 한다. 매체들은 자신을 더 두드러져 보이게 하기 위해 각종 자극적인 장치를 동원하고 있다. 여러 가지 인터넷 컨텐츠가 중독을 일으킬 수 있지만, 중독 의학계에서는 특히 **인터넷 게임**에 주목한다.

게임은 사용자를 붙잡아 두기 위한 장치를 많이 갖추고 있다. 단계별로 목표가 설정되고 시간을 투자할수록 단계가 높아지는 과정을 통해 목표 의식과 성취감을 얻는다. 팀을 이루어서 게임하면서 공동체 의식이 길러지는 체험을 한다. 이것이 실제 생활이라면 개인 발전을 위한 긍정적 역할을 하겠지만, 사이버 세계에 국한된 체험의 결과는 개인의 발전과 큰 관계가 없다. **오히려 현실에서 성취감을 이루지 못해 힘들어 하던 청소년은 사이버 세계에 들어와 있을 때 더 유능하고 멋진 사람이 되고 행복을 느끼면서 현실의 거리는 점점 더 멀어져 간다**(증례의 C 씨, 123쪽 참조). 한편, 인기 게임들이 도입한 '확률형 아이템'은 명백하게 도박인데, 도박의 강력한 중독성은 앞에서 이야기한 바와 같다.

SNS도 빼놓을 수 없다. SNS는 관계에 대한 욕구를 충족시키기 위한 도구다. 외로움이나 고립이 SNS에 몰입하는 요소가 된다. 현실 세계에서 겪는 대인 관계의 어려움과 부정적 감정에 대처하는 수단으로 사이버 세계를 찾는 것이다. SNS에 자신을 내세워 인정 받고 싶은 욕구를 충족시키려 하지만, 같은 동기로 과대 포장된 다른 사람의 게시물을 현실의 소박한 자신과 비교하면서 오히려 열등감에 빠지게 되고, SNS에 더 몰두하게 된다. 사이버 세계에서의 인플루언서가 되려는 다소 비현실적인 꿈이 자신의 행동을 합리화하는 경우도 있다(증례의 D 양).

미디어 중 중독성이 높은 주제는 포르노그래피다. 성은 음식과 함께 인류의 생존을 위한 원초적인 대상이므로 본능적으로 강력하게 추구된다. 그러나 본능적 대상 추구는 항상성 조절이 되므로 실제 성행위에는 지나친 몰입이 일어나지는 않는다. 하지만 성이 문화적 상품이 되면서 성 추구는 성행위가 아니라 성행위 영상을 보는 것이 되는데, 보는 것은 항상성 충족행위가 아니다. 포르노그래피 영상은 본능적인 현저성을 갖지만 지속적으로 보아도 성적 욕구는 충족되지 않는다. 그래서 중독의 양상을 띠게 된다. 이런 상태를 질병화 해서 '성 중독'이라 부르기도 한다.

요사이 유행하는 숏폼 콘텐츠는 자극과 결과 사이의 시간 간격이 수십 초 이내로 매우 짧은 형식 때문에, 그 내용과 무관하게 높은 중독성을 갖는다. 이러한 특징 때문에 전적으로 스마트폰으로 소비되며 훨씬 더 강한 몰입 효과를 유발한다. 미디어의 내용을 즐기기 위해 10분씩이나 화면을 꾸준히 들여다보아야 한다면, 내용이 매우 자극적이지 않는 한 중독성을 갖기는 어렵다. 반면, 숏폼은 짧은 시간 안에 즐길 수 있다. 자투리 시간을 때우기 위해 폰을 열어서 숏폼을 보다가 숏폼 자극의 현저성에 빨려 들어가면 예정했던 것과 달리 여러 시간 몰두하며 무의식적으로 소비하는 상황이 발생한다. 이런 패턴은 중독의 전형적인 양상과 일치한다.

증례 1: 평범한 청소년

중학생 A 군(15/남)은 수업 시간에 졸 때도 있지만 남들 만큼은 수업을 듣는다. 학교가 끝나면 학원에도 간다. 가끔씩 부모님 몰래 학원을 땡땡이 치고 친구들과 PC방에 갈 때도 있다. 학원 마치고 집에 와서 유튜브 보고 인스타그램을 하다 보면 자정이 넘는다. 학교에서 친구들이 이야기하는 주제를 따라잡으려면 이 정도는 봐 줘야 한다. 방치형 게임도 몇 가지 들어가서 클릭질도 해야 한다. 처음엔 가상의 마을을 돌보고 캐릭터를 키우는 데서 재미와 보람을 느꼈지만 지금은 그냥 습관적으로 계속할 뿐이다. 친구들도 다들 하고 있어서 혼자만 안 하기도 좀 그렇다. 하지만 엄마는 생각이 다르다. A 군은 원래는 영재 소리를 들을 정도였는데, 스마트폰을 하느라 성적이 떨어졌다. 또한 사춘기가 겹쳐 화가 많아지고 부모님께 반항하는 것 같아 걱정이다.

A 군 같은 자녀를 둔 부모는 자녀가 게임 중독은 아닐지, ADHD는 아닐지, 가면성 우울증은 아닐지 TV 육아 프로그램

과 인터넷, 유튜브 영상 등을 보면서 걱정을 키우다, 결국 자녀와 함께 정신건강의학과를 방문한다. 이런 청소년들은 제법 흔하며, 특히 게임 사용 패턴이 문제의 원인인지 아니면 다른 심리적·발달적 요인이 있는지를 두고 논란이 생긴다. A 군의 게임 중독은 실제로 병일까?

A 군은 아직 주변 또래들의 규범 내에서 살아가고 있으며, 나이가 들고 발달 과제가 변함에 따라 행동 양상도 자연스럽게 달라질 가능성이 크다. 중요한 것은 이들이 자신의 삶을 위해 필요한 과제를 제대로 수행하는지를 판단하는 것이다. 만약 문제가 있다면 문제를 해결하기 위해 정신 의학적인 도움이 필요할 수도 있다.

증례 2: 문제성이 분명한 청소년

중학생 B 군(15/남)은 부모의 목을 조르고 때리는 행동으로 부모의 손에 이끌려 정신건강의학에 방문했다. B 군이 아무 이유 없이 폭력을 휘두르는 것은 아니다. 게임을 하고 있을 때는 세상 행복하다. 그런데 게임을 하지 못하게 하면 폭력적 행동이 나온다. 언젠가부터는 밤새 게임을 하느라 아침에 일어나지 못하는 날이 생겼다. 처음에 부모는 B 군이 아파서 결석한다고 학교에 연락해 주었다. 그런데 그런 날이 반복되어 출결 일수가 모자랄 지경인데도 B 군의 행동은 변하지 않았다. 학교를 가지 않는 날은 낮부터 게임을 했다. 보다 못한 부모는 집 인터넷 회선을 끊어버렸고 그 사실을 알게 된 B 군은 부모에게 소리를 지르고 집안의 물건을 모두 부쉈다. 결국 게임 시간을 제한하기로 약속하고 다시 인터넷을 설치했다. 그런데도 약속은 지켜지지 않았다.

B 군은 이제 밥상에 앉아 밥을 먹으면서도 스마트폰에서 눈을 떼지 않았다. 화가 난 아빠는 B 군의 폰을 빼앗았다. 그 과정에서 B 군을 병원에 오게 만든 폭력이 벌어졌다. 의사 앞에서 B 군은 '억울하다. 부모가 인터넷 선을 끊지만 않았어도, 스마트폰을 뺏지만 않았어도 부모를 때릴 일은 없었다. 나도 부모를 때려서는 안 된다는 것을 알지만 먼저 때린 것은 아빠다.'라고 주장했다.

B 군의 문제는 A 군의 상태가 양적으로 심해진 것이 아니라, A 군과는 본질적으로 다른 특성을 가진다. 게임을 못하게 하는 것만으로는 문제가 해결되지 않는다. 게임을 계기로 큰 문제가 드러났지만 부모와의 단절과 갈등은 오래 전부터 있어 왔고, 게임은 가족 시스템 문제의 일부만을 반영하는 것일 수도 있다. B 군과 가족에게는 의학적 도움이 필수적이다. B 군에게는 동반된 정신 질환을 진단한 뒤 약물을 포함한 적절한 치료가 필요하다. 가족에 대한 정신 의학적 개입도 필수적이다.

증례 3: 현실에서 도망쳐서 사이버 세계로

C 씨(21/여)는 어렸을 때부터 아이들과 별로 어울리지 않았다. 다른 여자 아이들이 좋아하는 아이돌, 드라마 등에 전혀 관심이 없었고, 애니메이션이나 게임, 프라모델 조립 등에 더 관심이 많았다. 그러다 보니 사이버 세계에서 많은 시간을 보내게 되었다. 그러나 C 씨는 막연히 내가 마음만 먹으면 벗어날 수 있으리라 생각했다.

문제가 드러난 것은 돈 때문이었다. 게임에서 신규 아이템이 나오면 처음엔 모아 놓은 용돈으로 사고는 했다. 그런데도 계속 새로운 아이템이 나오고, 저걸 갖지 않으면 게임 속 세계에서 뒤쳐질 것이라는 생각이 들었다. C 씨는 현실에서는 히키코모리이지만, 게임 속에서는 그래도 레벨도 높고, 캐릭터도 예쁘게 잘 꾸민 인기 스타였다. 아이템을 꼭 가져야 한다는 생각에 뒷일은 생각하지 않고 휴대폰 결제를 이용해서 질러버렸다. 처음엔 조금 걱정이 되기도 했지만, 막상 하고 나니 아무 생각이 들지 않았다.

휴대폰 요금은 부모가 결제하고 있었는데, 어느 날 갑자기 휴대폰 요금이 백만 원 넘게 나와버려서 부모가 이 사태를 알게 되었다. 의사 앞에서 C 씨는 '게임에 돈을 그렇게 써버리는 것은 문제라고 생각했지만, 그동안 공들여 쌓아 온 게임을 끊으려고 하니, 나에겐 아무 것도 남지 않은 느낌이 들어 끊을 수가 없었다'고 했다.

현실에 부적응이 게임에 몰입하게 된 이유였다. 부적응의 징후는 오래 전부터 있었지만 학업에는 문제가 없었으므로 드러나지 않았다. 그러나 졸업 후에 사회인으로서의 역할을 제대로 할 수 없었다. C 씨에게 사이버 세계는 현실 세계가 줄 수 없었던 정체성을 주었지만, 사이버 세계에 몰입하면서 현실에서 이탈은 점점 심해져 갔다. C 씨가 현실 세계로 발을 내딛게 하기 위해서는 전문적인 도움이 필요하다. 현실 속에서 정체성과 성취감을 체험할 수 있는 기회를 만들어 주어야 한다.

중례 4: 현실과 사이버 세계의 경계 불명

D 양(19/여)은 스마트폰을 손에서 놓지 않는다. 배송 온 택배를 뜯을 때에도, 옷을 입을 때에도, 화장을 할 때에도, 길을 걸어갈 때에도 모든 일상을 촬영한다. 촬영을 않을 때는 촬영한 것 중 잘 나온 것들을 골라 게시하는 데 시간을 쓰고, 게시를 한 뒤에는 댓글을 실시간으로 확인하는 데 시간을 쓴다. 혹시라도 부정적인 댓글이 달리면 곧바로 게시물을 내려야 하기 때문이다. 사진발을 잘 받기 위해서 극도의 다이어트를 해서 체중은 40kg도 나가지 않는다. 화장을 했다 고치는 데 몇 시간씩 쓰고, 화장품과 옷을 구입하는 데 수백만 원을 소비한다. 성형수술을 해야 한다고 부모를 졸라대기도 한다.

D 양의 장래 희망은 '인플루언서'다. 팔로워가 몇만명이 되

는 유튜버가 되거나 인스타그램의 셀럽이 되어 돈도 많이 벌고 연예인만큼 유명해질 것이라는 꿈을 갖고 있다. 예쁜 사람에게는 남자들이 DM(다이렉트 메시지)으로 연락하기 때문에 연애도 쉽게 할 수 있다. 잘 된 사진을 올리는 날에는 지금도 남자 애들한테 연락이 온다. '대학 간 친구들이 공부하는 것처럼 나는 SNS를 열심히 하는 것인데, 부모가 등록금 주는 셈 치고 성형 수술비와 화장품, 옷 구입비를 주면 되지 않느냐'는 것이 의사 앞에서 하는 D 양의 주장이다.

D 양은 자신이 사이버 세계를 통해서 현실로 진출할 것이라고 주장하는데, 실현될 가능성은 높지 않을 것이다. D 양의 모습은 평범한 사회인들이 살아가는 현실 세계에서 도피하는 또 다른 양상일 수도 있다. 하지만 그 꿈이 비현실적이라 단번에 지적하는 것은 큰 도움이 되지 않을 것이다. D 양에게도 현실 속에서 정체성과 성취감을 체험할 수 있는 기회가 필요하다. 사이버 세계에 투자하는 노력과 능력을 인정해 주면서 그 힘을 보다 가깝고 더 실현하기 쉬운 현실에서의 작은 성취감을 위해서도 사용하도록 이끌어야 할 것이다. 인플루언서가 되기 위해 자신의 모든 자원을 투자하는 것은 가성비가 높지 않다는 것을 알 수 있도록 해 주어야 할 것이다.

통제가 아닌 '치료'가 필요한 이유

중독 의학계와 교육계는 청소년의 PC와 인터넷 과몰입 문제에 고심해 왔으나, 이제는 스마트폰이 그 자리를 완전히 차지했다. 과거와 달리 사이버 세계는 어디서나 즉시 접근 가능해졌고, 이로 인해 청소년 과몰입 문제도 변화했다. 청소년의 PC 과다 사용에 대해 찾아냈던 대책들의 많은 부분은 스마트폰 시대에는 무용지물이 되었다.

청소년들의 인터넷 및 스마트폰 중독은 의학보다는 교육학적 문제로 취급되어 왔다. 문제의 해결책도 질병의 치료 보다는 훈육 및 훈련에 가깝다. PC 및 스마트폰 사용 시간을 통제할 수 있는 여러 환경적 조치들[집 또는 학교에서 스마트폰 수거하기, 스마트폰 사용 시간 통제 및 특정 어플리케이션을 차단하고 감독하는 기능 설치하기, 방이 아닌 거실에 PC 설치하기 등]이 그렇다. 그러나 중독과 치료라는 의학적 관점에서 접근해야 할 부분도 있다.

취미 생활을 넘는 정도로 인터넷 및 스마트폰에 과몰입하는 것은 현실 세계에서의 어려움을 반영한다. 무엇을 해야 할지 알 수 없을 때, 할 일은 알지만 의욕이 없을 때, 의욕은 있지만 과제 해결이 제대로 되지 않을 때, 대인 관계에 문제가 생겼을 때 등 어려운 상황을 겪고 있어도 사이버 세계에 몰입하는 동안에는 문제를 잊고 지낼 수 있다. 이런 청소년이 겪는 어려움의 심각도는 우울증이라는 병적 수준인 경우도 흔히 있다. 그러므로 치료를 위해서는 인터넷 사용뿐만 아니라 가정 내 갈등, 교우관계 갈등, 학교 생활의 어려움, 정신과적 증상 등 다양한 문제를 포괄적으로 살펴보아야 한다. 자아 정체성과 자존감의 문제가 특히 중요하다. 자신에게 요구되는 것과 실제의 자신 사이의 괴리는 청소년을 힘들게 하는 문제인데 청소년들은 이 어려움을 부모와 의논하지 않는다. 세대간 교류가 단절되어서 어른들이 자신의 관점을 공유해 줄 수 없다는 것을 알고 있기 때문이다. 그러므로 치료자가 먼저 청소년의 관점에서 어려움을 이해하려는 노력이 필요하다. 그래야 청소년 개인에게 맞는 해결책을 찾을 수 있다.

과거 부모의 과잉 통제가 문제였다면, 이제는 방임이 문제다. 부모는 자녀의 사이버 세계를 잘 모르며, 이로 인해 소통이 단절된다. 부모가 청소년과 함께 사이버 세계를 탐험하고, 현실과의 연결을 유지해야 한다. 스마트폰을 금지하는 대신, 건강한 활동으로 관심을 돌리게 해야 한다. 부모는 청소년의 건강한 지향성을 위해 같이 참여해 주고 롤모델이 되어 줄 수 있다. 중요한 것은 스마트폰을 안 하는 것이 아니라 건강한 생활을 위해 필요한 것들을 하는 것이다.

학교에서의 스마트폰 사용은 교육의 개념을 흔드는 문제다. 학생이 수업 중 스마트폰을 갖고 있지 못하게 하는 것은 교육적으로 찬반의 입장이 있을 수 있겠지만, 폰에 몰두하느라 수업을 안 듣는 것도 수업을 대하는 한 가지 태도라 간주되는 것은 이상하다. 더구나 이 학생들은 수업을 거부하려는 의도가 있는 것이 아니다. 스마트폰 속의 세상이 현실 수업보다 더 현저하게 다가오기 때문에 수업 참여를 못하는 것이다. 딱히 스마트폰 중독이라 할 수 없는 학생들인데도 그렇다. 중독된 사람은 중독 대상에 접근하기 위해 노력을 하고 그 결과 중독 행위가 나타나는 것인데, **모바일 세계에서는 노력할 필요조차 없이 순간적으로 공간 이동해서 대상에 접근할 수 있기 때문에, 중독되지 않았더라도 손쉽게 빠져들게 된다.** 이런 변화 역시 문화가 중독의 핵심에 있음을 보여 준다.

참고 문헌

최삼욱 (2014) 행위중독. 서울, 눈출판그룹

김현수, 민성호, 이태경, 천영일, 최삼욱 (2019) 행위중독 (in 한국중독정신 의학회 편, 중독정신 의학 2판. 서울, 아이엠이즈 컴퍼니)

홍순범, 박선영 등 (2024) 청소년 인테넷 게임 중독의 예방과 치료. 서울, 학지사 (Lindenberg et al. (2020) Internet addiction in adolescents. Springer Nature Switzerland 의 번역)

11

음식 중독,
먹는 일이 어려운 사람들

음식 문화와 비만

먹는 것은 삶을 유지하는 가장 기본적인 활동이다. 에너지 항상성이 마이너스 쪽으로 기울었을 때 우리는 배고픔을 느끼고 먹을 것을 찾아 나선다(47쪽 참조). 이는 모든 동물에서 공통적이다. 그런데 인류가 문화를 갖게 되면서 큰 변화가 생긴다. 음식 문화가 발달하면서 먹는 것은 생존이 아닌 문화적 활동, 취미 활동이 되었다. 먹는 행위를 조절하는 기전에도 변화가 생겼다. 식욕은 배고픔이 아닌 음식의 맛과 멋에 따라 생긴다.

기름진 음식은 인류가 진화하던 시기부터 선호하던 맛있는 식품들로, 맛있는 음식을 추구하는 것은 음식 문화의 기본이다. 이런 음식들은 과거에는 구하기 어려웠지만, 경제 발전으로 먹거리가 풍부해지면서 일상적으로 즐기기 위해 먹는 음식이 되었다. 대표적인 것이 패스트푸드이다. 패스트푸드는 맛도 좋고 접근성도 높다. 게다가 짧은 시간 내에 먹게 되므로 포만감이라는 피드백도 잘 작용하지 않아 많이 먹게 된다. 파티나 회식은 인류의 기본적인 대인 관계 욕구를 충족시키려는 행사인데, 매개체로서 음식이 동원된다. 이때 섭식을 조절하는 요소는 장소와 사람들이 제공하는 분위기와 멋스러움이 된다. 음식을 사용하는 방식이 이전과 달라진 것이다.

이러면서 음식은 다양한 조건에서 욕구를 충족시키는 대리물이 되었다. 부정적인 정서에 대한 대응으로, 즐거움을 얻기 위해, 집단 동일성을 위한 의식으로서 음식이 추구된다. 약물 남용과 거의 같은 동기다. 비만을 음식 중독으로 보고 약물 의존을 치료하는 방법을 비만 치료에 적용하자는 주장이 성립한다.

결과적으로 내 몸의 생존을 위한 에너지보다 더 먹게 되고, 과잉의 에너지는 지방조직으로 체내에 쌓인다. 시간이 지나면서 에너지 항상성 시스템은 과잉 상태에 맞추어 항상 변이를 일으킨다. 영양과잉 상태가 뉴노멀이 되고 몸은 이 상태를 유지하려 한다. 이때 자신의 문제를 깨닫고 절식하려 하면 이제는 역방향으로 항상성 조절이 걸려서 강력한 배고픔을 느낀다. 과식의 금단 상태다. 안 먹겠다는 결심은 결국 깨진다. 억지로 참다가 폭식하는 행동 패턴이 반복된다. 허겁지겁 빨리 먹게 되면서 포만감 피드백은 동작하지 않는다.

에너지 항상 변이가 아직 오지 않은 상태라면, 포만감이 오는 것을 느끼면서 천천히 먹는 것이 도움이 된다. 더 낮은 에너지 상태에서 항상성을 유지하려면 식사는 포만감을 느낄 때 까지가 아니라 배고픔이 해소될 정도로만 먹는 것이 안전할 것이다. 그러기 위해서는 음식을 즐기겠다는 기대는 포기하는 게 좋다. 맛없는 음식을 먹고 살면 비만의 위험이 줄어들 것이다. 그것이 건강식이다. 하지만 음식 문화에 길들여진 우리는 이 해결책을 받아들이지 못한다.

식품 회사들이 만들어 내는 건강식은 열량은 적지만 고열량 식품의 풍미를 갖고 있는 음식들이다. 미각을 속여서 음식 문화가 주는 만족감은 유지하되 섭취하는 열량은 낮춘다는 전략이다. 그런데 이미 항상 변이가 일어나서 고열량 섭취가 내몸의 뉴노멀이 되었다면, 이런 식사로는 에너지 균형을 맞출 수 없다. 열량 섭취가 부족해서 배고픔에 시달리고 머릿속에는 먹는 생각밖에 없는 간절한 상태가 된다. 이런 때는 약물 사용을 포함한 적극적인 치료가 도움이 될 수 있다.

식욕을 조절하는 비만치료제들은 섭식중추의 세팅을 비만 이전 상태로 돌려놓는다. 그러므로 약물 사용중에는 낮은 열량을 섭취해도 배고픔에 시달리지 않는다. 효과가 좋으면 원하는 만큼 체중이 감소할 수 있지만, 약물은 사용하는 기간에만 항상성 설정점을 변화시킬 뿐 항상 변이를 원래대로 되돌리는 것은 아닌 것으로 보인다. 그렇기 때문에 약물을 중단하면 다시 배고픔이 밀려오고 체중이 증가하는 요요 현상을 겪게 된다.

무심코 하는 습관

과식을 부르는 또 다른 유형은 먹는 행위가 습관화되는 형태다. 영화관에서 큰 통의 팝콘을 산 관객은 영화를 보면서 '무심코' 팝콘을 입으로 가져간다. 마음이 향하고 있는 곳은 영화지만 행위는 먹는 것으로 나타난다. 팝콘의 맛을 즐기는 것이 아니라 단순한 습관, 거의 무의식적인 행위다. 먹을 것이 아무런 노력 없이도 구할 수 있는, 아무 데나 있는 것이기 때문에 이렇게 된다. 욕구 추구를 위한 욕망기(48쪽 참조)의 노력 없이 완료기만 있는 상황이다. 아무런 생각 없는 자동적 행위이므로 그만하자는 생각도 들지 않고 결국 큰 통을 다 먹어 치운다.

먹을 것에 대한 갈망감이 없고 그만 먹자는 생각이 들면 당장 그만둘 수 있으므로 중독 환자의 통제 불능 상태와는 다르지만, 음식은 다량으로 먹게 된다. 습관의 문제이므로 생활 습관을 바꿈으로써 해결 가능하다. TV를 보거나 인터넷을 할 때 과자 봉지를 옆에 두는 습관을 없앤다. 바로 집어 먹을 수 있는 것 보다는 껍질을 벗기는 등 어떤 노력을 거쳐야 먹을 수 있는 간식이 더 낫다. 맛이 별로 없더라도 단위 용량당 열량이 낮은 간식이 더 낫다. 이런 음식은 옆에 있기 때문에 먹는 것이지 맛을 즐기기 위해 먹는 것이 아니므로, 안 먹는다고 해서 나의 행복감이 줄어들지는 않는다. 실제 행복은 먹는 것과 함께 하는 다른 행위를 통해 얻기 때문이다.

음주나 흡연도 적극적 의도보다는 단순한 습관으로 하는 행위이다. 일단, 갈망감이 별로 없지만 무심코 사용하는 것은 이 대상들이 우연히 내 눈에 띌 정도로 흔하기 때문이다. 접근성이 너무 높은 대상들이어서 아무런 노력 없이 구해지고, 나는 단순히 소비하기만 하면 된다. 의존 상태라면, 오히려 소비한 뒤에야 갈망감이 생길 것이다[점화 효과]. 최고의 접근성을 갖는 아이템은 스마트폰이다. 틈만 나면 스마트폰을 붙잡고 있는 사람들도 많다. 그러나 이들이 모두 '스마트폰 중독'인 것은 아니다. 중독되어서가 아니라 내 손에 들고 있기 때문에 습관적으로 스마트폰 화면을 켜고 사용하게 된다.

그러나 스마트폰은 간식 먹기처럼 무의식적으로 할 수 있는 것은 아니므로, 내가 현재 하는 과제에 방해를 준다. 휴대전화의 방해를 받지 않고 할 수 있는 일들의 범위는 개인마다 다르다. 어떤 사람은 인도를 걷는 것은 휴대전화 보면서 할 수 있지만 계단을 내려갈 때는 못한다. 다른 사람은 계단 내려가는 것도 휴대전화를 보면서 할 수 있다. 그러다가 사고가 난다.

접근성이 너무 높은 아이템들은 중독되지 않은 사람들에게도 문제가 된다. 안전하게 살기 위해서는 접근성을 낮추는 일상생활 원칙이 필요하다. 축구 중계를 볼 때는 치킨이 아닌 뻥튀

기를 먹는다거나 걸어갈 때는 전화기를 주머니에 넣어 둔다는 식의 원칙이다. 원칙을 만들었는데 지킬 수 없다면 중독에 근접해 있다고 스스로 판단해야 한다.

굶기 중독

음식 및 먹는 행위에 중독이 되는 것이 비만이라면, 반대로 굶는 것에 중독이 되는 경우도 있다. 거식증(拒食症, anorexia nervosa)이다. 의도적으로 음식 섭취를 절제한다는 것만으로는 거식증 환자의 극단적 절식을 설명하기 어렵다. 먹는 것은 항상성을 유지하려는 가장 기본적인 생존 욕구에 의해 추진되기 때문이다. 거식증에는 에너지 항상성과 관계된 뇌의 변화가 있다. 그래서 생각을 바꾸게 하는 설득이나 인지 치료는 거식증 환자의 체중을 늘리는 데 큰 효과가 없다.

환자의 절식은 처음에는 의도적으로 시작된다. 절식을 시작하는 이유는 거식증의 인지적 특징인 '신체상 왜곡[자신이 너무 뚱뚱하다는 잘못된 생각]'과 관계된다. 그러나 에너지 항상성 조절 회로는 정상이므로, 밥을 굶으면 항상성 교란이 일어나서 음식에 대한 강력한 갈망감[배고픔]이 나타난다. 신체의 욕구와 마음의 욕구가 갈등하는 이 상황을, 환자는 일단 먹고 배고픔이 해소되면 토하는 식으로 대처한다. 절식하겠다는 의지는 배고픔이라는 신체의 욕구를 이길 수 없기 때문에 일단 먹을 수밖에 없다. 하지만 날씬한 몸매는 현대 사회에서 강력한 보상으로 작용하기 때문에, 배고픔의 괴로움을 겪고 병적 식이행동을 하면서도 절식은 추구할 가치가 충분하다. 그러다가 결국 거식증에 이른다.

거식증이 된 뒤에는 인지가 먹는 행위를 결정하지 않는다. 의도적으로 절식해서 생긴 항상성 파괴가 반복되는 과정에서 에너지 항상성 기전에 항상 변이가 일어나기 때문이다. 음식 중독 때와 반대된다. 영양 부족인 현재 상태를 뉴노멀로 삼게 되면, 이제는 절식해도 배고픔이 느껴지지 않는다. 오히려 정상 식이는 배부른 상태에서 강제로 먹는 것처럼 느껴진다. 신체적으로는 무월경 등 영양실조 증상이 나타나지만, 항상 변이된 상태에서 환자는 별 어려움 없이 저체중을 유지한다. 섭식을 늘리려는 인지행동치료는 왜곡된 인지가 거부하는 것이 아니라 섭식중추가 받아들이지 못하게 한다. 알코올 의존 환자가 술을 끊었을 때처럼, 정상 식이를 하면 몸에 이상이 나타난다. 굶기의 금단이다.

이 상태를 극복하기 위해서는 항상 변이된 몸을 원래대로 되돌리는 영양학적 조치가 필요하다. 약물 의존 환자를 해독치료하는 것과 비슷하다. 거식증, 즉 안정된 체중 감소 상태가 이루어질 때까지 한참의 시간이 걸렸듯이, 건강 체중으로 안정적 회복을 이룰 때까지도 한참의 시간이 걸린다. 그러나 굶는 것에 중독된 마음은 항상 변이를 되돌리려는 의학적 조치에 저항한다. 약물 의존 환자가 치료에 저항하는 것과 마찬가지다. 환자는 자신의 약물 사용이나 절식을 합리화하는 나름대로의 이유를 가지고 치료적 접근에 대해 방어한다. 치료의 주된 장벽은 치료법이 없다는 것이 아니라, 환자가 치료를 기꺼이 받아들이지 않으려 한다는 점이다. 중독과 거식증에서 인지 치료가 중요한 것은 이 때문이다. 중요한 메시지는 '치료 받아도 안전하다'는 것이다.

12

중독, 우리의 책임은
어디까지일까?

법률을 위반하는 행위는 누군가에게 피해를 끼친다. 법적 책임은 그 피해에 대해 보상하는 것이다. 도덕에서도 책임을 논한다. 마땅히 해야 할 일을 않거나 해서는 안될 일을 하는 사람은 권위에 의한 비난이라는 처벌을 받는다. 도덕 규범은 (1) 대인 관계 행위를 평가할 때 '타인을 나쁘게 해서는 안 된다'는 원리에 의거하므로 법률과 비슷하다. 그러나 (2) 대인 관계와 무관한 행위도 '사회 주류(主流)의 가치관에 부합하는가'의 여부에 따라 평가한다. 이 부분은 법률과 도덕이 다른 영역이다. 두 영역 모두, 행위자가 자유 의지로 하는 행위여야만 평가 대상이 된다는 전제를 갖고 있다.

중독은 비난 받는 질병으로, 도덕적 책임과도 연결된다. 중독은 질병이고, 질병은 내가 자유 의지로 무엇을 하는 것이 아니라 그냥 내가 걸리는 것인데 왜 책임의 이야기가 나올까? 질병과 도덕성이 무슨 관계가 있을까? 해답은 질병의 반대 현상인 건강의 개념이 도덕적 함의를 갖는다는 점이다. '건강하게(healthy)' 산다는 말에는 규범을 지키며 '건전하게(sound)' 산다는 뜻이 암암리에 포함된다. 그래서 신체적-정신적으로 건강하지 않은 사람은 무언가 부도덕한 또는 불건전한 생활을 하였을 것이라는 의심을 받게 된다. 하지만 질병에 부여되는 도덕의 무게는 병에 따라 다르다. 아래 환자들을 보자.

자신의 건강을 돌볼 책임

A 씨(55/남)는 키 165cm에 90kg로 비만이며, 혈압은 160/100으로 높다. 건강보험공단에서 제공하는 건강검진조차 받지 않으며, 먹고 싶은 대로 먹고 운동은 하지 않고 지냈다. 어느 날 출근 중 극심한 두통과 함께 의식이 혼미해져서 응급실로 실려 갔고 뇌졸중 진단을 받았다.

A 씨의 책임은 무엇일가? '건전한 시민이라면 건강을 위해 자신의 생활을 관리해야 한다'는 도덕적 요구를 따르지 않은 것일 수 있다. 이 도덕적 요구는 대인 관계가 아닌 주류의 가치관과 관계된 요구다. 물론 이 사람의 뇌졸중은 결과적으로 가족들을 힘들게 하였기 때문에, 건강 관리를 하지 않은 것에 대한 대인 관계 측면의 도덕적 책임도 있을 수 있다. 그렇더라도 이 사

람이 뇌졸중을 의도적으로 일으킨 것은 아니므로 비난가능성은 제한될 것이다.

부도덕이라 비난받는 행위와 관계된 질병

B 씨(35/남)는 동성애자로 5년 전 후천성 면역 결핍증(에이즈) 진단을 받고 치료 중이다. 현재 감염력은 없으며, 파트너와 수 년째 안정적으로 살면서 직장 생활 중이다.

후천성 면역 결핍증의 주된 감염 경로는 성관계다. 혼외 성 관계를 도덕적으로 나쁜 것으로 보는 사람이라면, 혼외 성관계 에 의해 질병이 발생한 경우는 그 질병 자체로 이 사람을 비난 할 것이다. 성행위 매개 질병에 걸린 것은 수치스러운 일이다. 더구나 후천성 면역 결핍증이 동성애라는 '도덕적으로 비난받 는 하부 문화'를 표상하는 질병이기 때문에 비난가능성은 더 커 진다. 동성애자는 질병과 관계없이 그 자체로 비난의 대상이 된 다. 하지만 B 씨가 다른 사람에게 나쁜 영향을 미쳤거나 사회인 으로서의 역할을 제대로 못하고 있다는 증거는 없다. 단지 성적 지향성이 주류의 가치관에 부합하지 않을 뿐이다. 진보적인 사 람이라면 B 씨의 지향성이나 병에 걸렸다는 사실이 비난받을 사안이 전혀 아니라 생각할 것이다.

사회적 역할을 못하는 알코올 의존

C 씨(40/남)는 30대 초반부터 알코올 의존으로 입원치료를 반복하던 사람이다. 결혼은 했으나 음주 폭력 때문에 3년만에 이혼하고, 이후 부모와 같이 살고 있다. 정규적 직업은 가진 적 없고 간헐적으로 일용직 일을 하지만, 일 해서 번 돈은 술로 탕진하는 식이어서 가정 경제에 도움이 되지 않는다. 부모에게 용돈을 타서 쓰는 형편인데, 용돈을 받지 못하면 부모를 협박하기도 한다. 음주 패턴은 한번 발동이 걸리면 일주일 정도 계속 마시다가 탈진해야 폭음이 중단되는 식이다. 안정된 직업을 가질 수 없었던 것도 이런 음주 패턴과 관계된다.

C 씨는 흔히 생각하는 알코올 중독자의 전형이다. 이 사람은 40의 나이에 부모에게 의존적이고, 가족에게 폭력적이므로 도덕적으로 비난받을 근거가 충분하다. 하지만 이런 문제는 알코올 의존이라는 질병의 증상은 아니다. 증상은 탈진할 때까지 폭음하는 것인데, 폭음은 대인 관계 행위는 아니다. 그렇다면 폭음 증상은 '주류적 가치관에서 벗어나는 행위'로서 도덕적 비난의 대상이 될까?

플라톤(Platon, 427~348 BC)은 우리 마음을 이성(logistykon), 감정(thymoeides), 욕망(epithymetikon)의 세 가지 능력으로 구분했다. 이 중 이성이 우월한 것이어서, 건전하고 도덕적인 사람은 이성의 힘으로 욕망을 통제해야 한다. 그런데 폭음은 이성을 벗어나 무절제한 욕망을 추구하는 것이므로* 도덕적 비난받을 일이다. 금욕주의 도덕은 현재까지도 주류의 가치관으로 유효하다. 다만, 도덕적으로 책임진다는 것은 그 행위를 자유 의지로 했다는 것을 함의하기 때문에, 중독자에 대한 비난은 결국 '즐기기 위해 스스로의 자유 의지로 부도덕을 저지른 것'이라는 관점을 보여준다. 환자로서는 억울한 측면도 있을 것이다.

공감이 되는 알코올 의존

D 씨(50/여)는 전업주부로 알코올성 간경변증으로 내과 치료 중인데, 술을 끊지 못한다. 음주는 5년 전 시작되었는데, 가족들이 출근하고 난 뒤에 숨겨 두었던 소주를 마신다. 오후 2시까지는 음주를 끝내서, 퇴근한 가족들은 환자가 매일 술 먹는다는 것을 모른다. D 씨는 갱년기 증상을 겪고 있었으며, 남편과의 만성적 불화, 자녀들에게서 무시당함, 직업적으로 성공한 친한 친구에 대한 부러움 등으로 우울, 분노, 자신의 인생에 대한 회의가 쌓인 심리 상태다.

D 씨도 알코올 의존으로 보인다. 폭음은 하지 않지만, 간경변증 환자에게 술은 금기라는 것을 알면서도 끊지 못한다. 그런

---

* 알코올 의존 환자의 폭음이 '음주의 쾌락을 지나치게 많이 취하는 것'이라 보는 것은 의학적으로는 옳지 않지만, 도덕적 논의가 의학적 근거를 따르는 것은 아니다.

데 병력을 들어 보면 왠지 비난하고 싶은 생각보다는 동정 내지 공감이 든다. 이 사람의 음주는 '저열한 욕망을 채우기 위해 자유 의지로서 마신 것'이라기 보다는 '불행에서 잠시라도 벗어나고 싶은 절망적 마음에서 어쩔 수 없이 마신 것'으로 공감이 되기 때문이다. 이 사람이 주부로서의 의무를 정상적으로 수행하고 있다는 점도 비난 가능성을 없애는 요소다. C 씨의 증례와 비교해 볼 때, 같은 질병이더라도 비난 가능성은 병 자체보다는 주변 상황에 따라 달라지는 것처럼 보인다.

필로폰 딜러가 된 의존자

E 씨(42/남)는 필로폰 투약 혐의로 세 차례 검거된 바 있다. E 씨가 처음 필로폰에 손댄 것은 30대 중반이었는데, 자주 사용하지는 않았다고 하나 운 나쁘게 1년 만에 첫 검거되었다. 집행유예를 선고받은 뒤 마음을 잡아서 2년간은 단약하고 다시 평범한 직장인으로 생활이 가능했다. 그러나 우연히 만난 옛 동료의 유혹에 못 이겨 결국 약물을 다시 시작했는데, 이번에는 전보다 훨씬 더 자주 하게 되었다. 그러다 보니 월급으로는 약값을 마련하기가 어려워지기 시작했다. 아예 직장을 그만두고 필로폰 공급책으로 전업했다. 다시 검거되었고 이번에는 실형을 살았다. 출소 뒤 그는 직장을 가질 수도 없었고, 반겨 주는 친지도 없었다. 반겨 주는 이는 같이 약물을 하던 사람들 뿐이었고, 결국 다시 약물에 손대고 다시 검거되었다,

필로폰 주사를 맞는 사람은 왜 체포되고 징역형을 살까? 법에 그렇게 되어있기 때문이다. 그런데 법은 도덕의 최소한이 라고 보면, 법 이전에 도덕이 필로폰을 나쁘다고 보고 있음을 의미한다. 필로폰에도 알코올과 마찬가지로 금욕주의가 적용된 다. 그런데 왜 알코올은 도덕적 비난에서 끝나지만 필로폰은 법 적 제재의 대상이 되는지, 그 이유는 단순하지 않다.

예컨대 대마초 흡연은 우리나라에서는 범죄에 속하지만 어 떤 나라에서는 범죄가 아니다. 범죄였다가 범죄가 아닌 것으로 바뀌었다. 어떤 약물 사용이 범죄인지에 대한 사회적 합의는 시 대와 문화에 따라 달라진다. 카티논(221쪽 참조)은 많은 나라에서 불법 약물이지만, 전통적으로 카트를 사용하던 사회들에서 카 티논을 포함하는 카트는 합법적 기호품이다. 하지만 어떤 나라 도 헤로인을 합법화하지 않는 것을 보면, 사회적 분위기보다 더 객관적인 기준이 있는 것처럼 보인다. 헤로인은 수많은 사람을 죽게 만든 매우 위험한 약물이고, 시민들의 위험을 통제하는 것 은 국가의 의무다. 그러나 이런 논리만으로 모든 것이 설명되지 는 않는다.

약물 사용은 왜 범죄가 될까?

조용한 곳에서 친구들과 대마초를 피우는 것은 비난 받을 수는 있겠지만, 다른 사람에게 해를 끼치는 행위는 아니다. 따라서 원칙적으로는 법이 개입할 영역이 아니다. 그러나 법은 대마초 흡연을 범죄로 규정하고 있다.

음주 운전이 범죄가 되는 것은 음주하였기 때문이 아니라 음주 상태 운전이 타인에 위해를 끼칠 수 있기 때문인데, 대마초를 비롯한 약물 사용은 잠재적 피해자가 없음에도 범죄가 된다. 약물 사용이 자기 자신에게 위해가 된다는 이유로는 법적으로 규제할 근거가 부족하다. 번지 점프는 자신에게 위험한 행동이지만 법적 제재 대상이 아니기 때문이다. E 씨가 첫 검거 시 집행 유예로 풀려난 것도 이러한 사정 때문이었을 것이다.

그러나 E 씨가 필로폰 딜러로 변신한 뒤에는, 그에게서 약을 구한 사람들이 필로폰 의존라는 위험한 상태가 되도록 만든 책임이 생긴다. 따라서 범죄로 처벌하는 것이 정당할 것이다. E 씨도 이번에는 실형을 선고 받았다.

약물을 유통시키고 파는 것은 범죄임이 분명하더라도, 말단 사용자는 도덕적 비난 대상은 될지언정 처벌의 대상은 아닐 수 있다. **범죄화는 '사용할지 망설이는 사람'에게는 심리적 접근성을 떨어뜨리는 효과가 있겠지만, '이미 필로폰 의존이 된 사람'에게는 큰 효과가 없다. 반면 비범죄화는 치료 받기를 망설이**

는 환자들을 치료로 이끌 수 있는 좋은 대책이다. 치료 받으러 왔다가 검거될 위험이 있다면 아무도 오지 않을 것이다. 투약 후 공격적 행동이나 위험 운전으로 타인에게 해를 끼쳤다면, 투약이 아닌 그 행위에 대한 법적 책임을 물으면 된다. 음주 후 범죄에 심신 미약이라고 오히려 형량을 경감하는 법의 모순된 적용만 바로잡으면 된다.

참고 문헌

Stanford Encyclopedia of Philosophy(https://plato.stanford.edu/entries/plato-ethics-politics/)

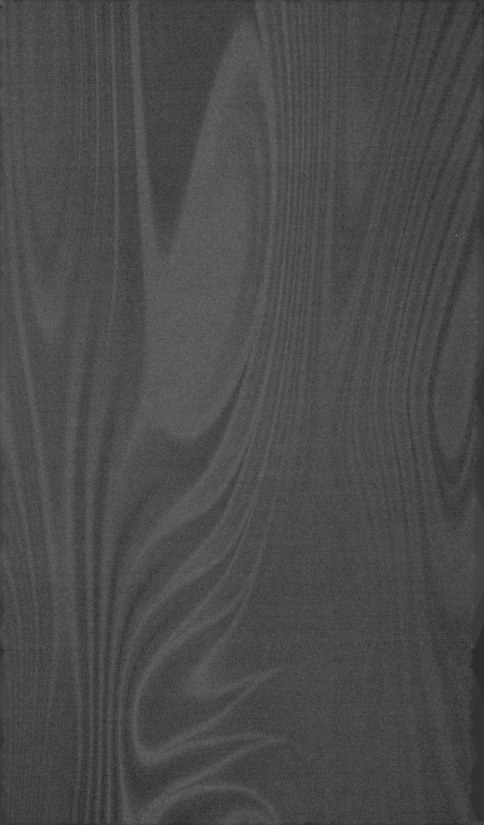

4장

일상으로 복귀하는 길

13

노예 상태에서
해방되기

존 스튜어트 밀(John Stuart Mill, 1806~1873)은 **자율성**의 가치를 강력하게 주장한 사람이다. 그는 《**자유론**(On Liberty, 1859)》에서 '무너지는 다리를 건너려는 사람'의 예를 든다. 무너지려는 다리를 건너는 사람을 안전 요원이 강제로 제지해도 정당한 경우는 하나, 다리가 무너질 것이 확실하고, 둘, 그 사람에게 경고해 줄 시간이 없을 경우에 국한된다. 그 사람은 위험을 당하고 싶어하지 않는데 다리가 위험하다는 것을 모른다는 가정 아래서다. 위험이 확실하지 않고 시간이 있다면 그에게 위험에 대한 정보를 주고 판단은 스스로에게 맡겨야 한다.

밀의 견해를 약물 의존에 적용하면, 약물 사용자에게 약물의 문제점을 알려 준 뒤 사용 여부는 스스로 결정하게 해야 하는 것이지 다른 사람이 강요할 수 없다. 약물을 사용하려는 욕망에 굴복하는 것은 플라톤적 취약함일 수 있겠지만, 스스로의 판단으로 욕망을 따르기로 했다면 정당하다.

하지만 이 해답은 그의 선택이 자율적으로 이루어졌을 경우에만 적용된다. 같은 책에서 밀은 자신을 노예로 파는 계약만은 자율적으로 했다고 하더라도 무효화되어야 한다고 주장한다. 노예는 자신을 다른 사람의 지배하에 둠으로써 자율성을 잃는 것이기 때문이다. **자율적으로 노예가 된다는 것은 모순되는 개념이다. 그렇다면 '자율적 중독'은 가능할까?** 알코올 의존 환자가 '나는 좋아서 마시는거야'라고 스스로 생각하거나 주장하더라도 과연 진짜 자율적으로 마시는 것일까?

기꺼운 중독자

약물 의존 환자는 두 가지 욕구 사이에서 맴돈다. 하나는 약물을 하고 싶다는 일차적이고 본능적 욕구다. 다른 하나는 약물을 하면 안 된다는 이차적이고 인지적인 욕구다. 본능적 욕구는 플라톤적 **욕망**의 영역이고, 인지적 욕구는 **이성**의 영역이다. 두 욕구는 갈등하는데, 철학자 **해리 프랑크푸르트**(Harry Frankfurt, 1929~2023)는 **일차적 욕구**와 **이차적 욕구** 간의 관계를 약물 의존의 예를 들어 설명했다. 이 철학자는 자유 의지에 여러 단계가 있음을 설명하기 위해 약물 의존을 예로써 든 것이지만, 자신의 상태[약물을 지속하는 상태]와 이에 대해 가지는 입장[약물을 하거나 하지 않겠다는 결심]간의 일치와 불일치라는 문제로서 의존 상태를 구분할 수 있다는 주장은 약물 의존을 이해하려 할 때 매우 흥미로운 제안이다.

프랑크푸르트는 중독자에게 도덕적 책임을 부여하는데, **기껍지 않은 중독자**(unwilling addict), 즉 약물은 계속 할 수밖에 없지만[1차적 욕구] 인지적 태도는 약을 끊고 싶어하는[2차적 욕구] 사람은 도덕적 책임이 없는 반면, 1차적 욕구와 2차적 욕구가 일치해서 갈등 없이 약물을 사용하는 **기꺼운 중독자**(willing addict)는 도덕적 책임이 있다고 본다.*

약물을 사용하는 것이 자유 의지보다는 내적으로 강요된 심리 상태에 의한다는 것은 정확한 지적이다. 그러므로 도덕적 평가를 위해서는 약물 사용이 아닌 그에 대한 태도가 중요하다. 태도는 자유 의지로 결정하는 것이므로 도덕적 책임을 물을 수 있다. 기꺼운 중독자는 이성이 욕망의 편에 합세해서 약물 사용을 찬성하기 때문에 도덕적으로 문제가 된다. 욕망을 합리화시켜 주는 이성은 도덕적으로 옳지 않다. 반면 기껍지 않은 중독자는 이성이 욕망을 통제하는데 실패하므로 역시 문제가 되지만, 그의 이성 자체는 도덕적 선을 추구한다. 이 상태는 이성의 힘이 약함, **의지력 박약**(akrasia)인데, 그 자체를 도덕적 취약성으

---

* 약물 의존을 책임이라는 도덕적 관점에서 보는 것이므로 의학적 관점과 다르다.

로 볼 수도 있지만 누구나 플라톤적 의지력을 가질 수 있는 것은 아니다.

진짜로 기꺼운 것일까?

그런데 한 단계 더 생각해 볼 필요가 있다. 기꺼운 알코올 중독자가 '나는 좋아서 마시는거야'라고 스스로 생각하거나 주장하더라도 과연 진짜 기꺼워서, 자율적으로 마시는 것일까?

가스라이팅

병태생리를 이해하면, 중독은 약물이 의지력을 **가스라이팅** 하고 있는 상태임을 알 수 있다. 술 마시고 싶은 욕구는 내 의지로 만드는 것이 아니라 나에게 주어지는 것이다. 조종당하고 있지만 나 자신은 조종당하는지 모르고 내가 좋아서 음주한다고 믿는다. 중단하려 시도해 보지 않았다면 갈망감을 겪어본 적도 없다. 자유 의지가 시험 당하지 않았으므로 나의 술 마시려는 의지가 과연 **자유 의지**인지 생각해 볼 필요조차 없었던 것이다. 그러다가 어느 날 우연히 금주 한 뒤 금단을 겪고 나서야 내 몸이 알코올에 조종당하고 있음을 깨닫게 된다. **자유인이라 생각했지만 실제로는 노예 계약이었는데, 내 뜻과 주인의 뜻이 같았던 시절에는 내가 노예인지 모르고 살아왔다.** 그런데 우연히 나와 주인의 뜻이 갈렸을 때야 비로소 내가 노예라서 내 뜻보다는 주인의 뜻을 따라야 하는 처지라는 것을 깨닫는 것이다.

인지 부조화 해소

많은 환자는 자신이 끊을 수 없음을 알고 있다. 이런 사람에게 '나는 끊어야 돼'라는 생각은 **인지 부조화**를 일으킬 수 있다. 그런데 인지 부조화는 매우 불편한 상태다. **욕망과 의지력의 갈등이 만들어 내는 부조화를 느끼지 않고 사는 것이 편하게 사는 방법이다.** 그래서 자신이 좋아서 마시는 것이라 왜곡해서 믿게 된다. 프랑크푸르트의 기꺼운 중독자가 여기 속할 것이다.

자존감 방어

끊어야 한다고 생각하는데도 못 끊는 것은 의지력이 약함을 스스로 인정하는 것이라 환자는 생각한다. 약한 의지력은 환자가 다른 사람으로부터 도덕적 공격을 받을 때도 흔히 지적당하는 점이다. 그런데 의지력은 **자존감**을 위해 매우 중요한 덕목이므로, 이러한 태도는 강력하게 방어해야 한다. 따라서 '**의지력이 약해서 못 끊는 것**'이 아니라 '**내가 좋아해서 안 끊는 것**'이라는 태도를 표명할 수밖에 없다.** 폭음하는 악인으로 지목되어 도덕적 비난을 받는 것이 금주 결심을 지키지 못하는 의지박약자로 취급되어 무시당하는 것보다는 자존감을 더 잘 지키는 길이다.

이처럼 자신이 기꺼운 중독자라는 생각과 주장은 적절한 치료를 방해한다. 자신이 술의 노예가 되어있음을 깨닫지 못하는 사람도 있지만, 더 많은 환자들은 술을 조절하기 위해 의학적 도움이 필요함을 느끼더라도, 자기 합리화를 위해 또는 자존감을 지키기 위해 기꺼운 중독자로 가장한다. 흔히 중독 환자는 **병식(病識)**[자신이 병이 있음을 깨닫는 것]이 없다고 하는데, 병식이 없다기 보다는 자신의 정체성이나 자존감을 지키기 위한 방어 전략을 쓰는 것이다. 그러나 진짜 **기꺼운 중독자나 자율적 중독은 없다.**

치료와 자율성: 기꺼운 환자

과거 우리나라에서 알코올 의존은 환자 스스로 치료 받는 병이 아니었다. 입원 여부는 환자가 아닌 의사와 가족에 의해 결정되었고, 정신건강의학과 보호 병동에 비자발적으로 입원해서 치료가 시작되었다. 비자발적으로 입원한 환자는 자신이 치료가 아닌 감금과 처벌을 받는다고 느낀다. 입원에 동의는 했지만 치료 받겠다는 생각보다는 법적인 문제나 가족으로부터의 공격에서 벗어나기 위한 수단이었던 경우도 비슷하다. 입원 후 얼마의 시간이 지나면, '이번에는 진짜 자신있다'며 치료진 및 가족과 타협하여 퇴원한다. 그리고는 곧 재음주[재발] 하는 경과를 밟는다. 몇 번 반복되면 환자, 의사, 가족 모두 지쳐버리고 서로를 비난하고 환자는 치료를 적극적으로 거부하게 된다.

문제의 핵심은 환자에게 치료 받겠다는 생각이 없다는 점이다. 비자발적 치료는 환자가 병식이 없어서 치료를 받아들이지 못하는 경우에 한해서만 일부 정당화될 수 있다. 이를 **부권주의**(paternalism)*라 한다. 병식이 없는 환자는 어린이처럼 스스로의 복지를 최대화하는 판단을 내릴 능력이 부족하므로, 미성년 자녀를 위한 판단을 부모가 대신 내리듯이 가족이나 공권력[공권력이 승인한 의료진]이 치료적 판단을 대신 내릴 수 있다는 논의다. 주로 조현병이나 조울증(양극성 장애) 환자의 급성기에 적용된다. 그런데 약물과 알코올 의존 환자는 병식이 없는 것이 아니며, 이런 환자를 치료로 초대하기 위해 필요한 것도 가족과 의료진의 부권주의가 아니다.

동의가 부족한 입원 치료 대신에 필요한 것은, 약물이나 알코올 의존 문제를 인정해도 비난이나 처벌 받지 않는다는 안전한 분위기다. 치료에 기대감을 품는 **기꺼운 환자**가 되어야 치료가 효과를 거둘 수 있다. 금단, 진전섬망 등의 응급상황이 아니라면 환자가 정신건강의학과 외래에 찾아와서 의사와 직접 상

---

* Paternalism은 우리말로 온정주의(溫情主義)라 번역되기도 하는데, 부권주의가 강제성을 띤다는 사실을 숨기는 듯한 용어다.

담하고, 진찰받고, 향후 치료방침을 논의하면서 치료가 시작되는 것이 자연스러운 방식이다. 첫 시간에 가장 중요한 것은 **치료적 계약****을 수립하는 것인데, 계약은 의사와 환자 양쪽의 자율적인 의사결정에 의한다. 환자가 지켜야 할 계약의 내용은 약물을 하거나 술을 입에 대지 않는 것이 아니라 치료 받으러 병원에 꾸준히 다니고 의료진의 권고를 따르는 것이다. 의사가 약속할 것은 약물을 끊게 해 준다는 것이 아니라 환자의 **자율성**을 존중하고 환자가 건강하고 행복하게 살도록 돕는 것이다.

이러한 상호 작용의 과정에서 환자는 중독자임을 밝혀도 안전하다는 체험을 하게 되고, 자신의 문제가 도덕적인 것이 아니라 의학적 문제임을 깨닫게 된다. 그렇게 되면 약물과 알코올 의존은 고혈압이나 당뇨병과 같은 방식으로 치료가 가능해진다. **기꺼이 술 마시는 자율적 중독자는 없지만, 자신의 중독 문제를 자율적으로 치료 받으려는 기꺼운 환자는 가능하다.** 가능할 뿐만 아니라 환자의 자율성은 치료에 필수적이다.

** 명시적인 계약서를 쓰는 것은 아니고, 의사와 환자 간의 치료적 관계가 본질적으로는 상호간의 자율적 계약이라는 것을 독자에게 상기시키기 위해 이렇게 표현한 것이다.

그럼에도 일어나는 비자발적 치료

그러나 임상 현장에서는 항상 이론과 다른 일이 벌어진다. 지속적 음주로 위험한 상태가 되었음에도 불구하고 치료 받자 는 의료진의 권고를 강력하게 거부하는 환자들이 있다. 이들에 게는 어떻게 치료하는 것이 가장 좋을까? 환자 때문에 가족의 안정은 무너졌고, 담당 의사가 보기에도 이 사람을 그대로 두면 큰일 날 것 같다.

우리나라의 **정신건강복지법**은 특정한 경우에 비자발적 치료를 인정한다. 입원 치료를 받을만한 정도 또는 성질의 정신 질환이면서 자해 타해의 위험이 있는 경우다. 그러나 음주하느라 건강이 나빠졌다는 것 때문에 비자발적 입원 조치가 내려지려면 추가적으로 부권주의적 정당화가 필요하다. 부권주의는 본인의 판단력이 부족할 때만 정당할 수 있는데, 알코올 의존 환자의 치료 거부는 나름대로의 판단 근거가 있는 행동이다. 그렇다면 환자를 설득해서 치료에 동의할 때까지 기다릴 수밖에 없을까?

이때 생각할 점은 치료거부가 흔히 응급 상태에서 일어난다는 점이다. **동의를 확보하느라 치료가 지체되면 위험한 경우에는, 일단 응급 처치부터 한 뒤 환자의 뜻을 확인하는 것이 더 적절하다.** 다음은 안전 요원이 행인을 제지할 수 있는 조건이다. 심폐소생술 할 때는 환자의 동의가 필요 없다. 응급 상태에서 환자의 뜻을 확인하는 것은 쉽지 않다. 극도의 흥분 상태인 환자가 치료 받지 않겠다고 하는 것은 정확한 의사 표시라 볼 수 없다. 이런 경우, 환자의 동의를 얻기 전에 흥분을 가라앉히는 처치나 해독 치료를 하는 것은 정당하다. 더 이상의 치료를 위해 환자의 뜻을 확인하는 것은 상태가 안정된 다음이다. 물론 이 기간 중 의료진은 환자의 치료 동기를 높이는 조치들을 해야 한다. 무엇보다 의존을 치료 받는 것이 안전하다는 것을 보여 주어야 한다. 치료 받는 것의 인센티브를 높여서 스스로 치료를 선택하도록 유도하는 조치들도 필요하다. 그러나 의료진의 모든 노력에도 불구하고 해독 치료가 끝난 환자가 더 이상 치료 받지 않겠다고 하면 이후의 치료는 효과를 거두기 어려울 것이다. 이때 필요한 것은 환자가 왜 거부하는지를 이해하는 것이다.

참고 문헌

Mill JS (1859) On Liverty. London, Walter Scott Publishing (Amazon E-book)
Sripada C (2017) Frankfurt's Unwilling and Willing Addicts. Mind 126: 781 – 815
Sunstein CR (2014) Why Nudge? New Haven, Yale University Press

14

어떻게 하는 게
중독 치료일까?

    약물 의존은 치료하기 힘든 병이다. 치료제를 사용하는 의학적 치료부터 회개를 이끄는 영적 치료에 이르기까지 다양한 방법이 동원된다. 이 장에서는 약물 의존의 전반적인 치료 원칙을 설명하고자 한다. 약물 의존을 치료한다는 것은 무엇을 어떻게 하는 것일까?

    어떤 병에서, 증상은 환자 몸에서 병적 과정이 일어난다는 것을 알리는 지표일 뿐 병을 정의하는 요소는 아니다. 만성 기침과 피묻은 가래는 환자가 폐결핵을 앓고 있음을 시사하는 소견일 뿐, 기침이 폐결핵을 정의하는 것은 아니다. 결핵을 치료하는 것은 결핵균을 없애서 균에 의한 폐 조직 파괴를 멈추는 것이지 기침을 멈추게 하는 것이 아니다. 기침 증상이 없어지는 것은 병적 과정이 정상화되는 것의 부수적 효과일 뿐이다. 알코올 의존 환자가 술을 지속적으로 마시는 증상은 알코올에 대한 갈망감이 남아 있음을 보여주는 소견이다. 폐결핵 환자의 기침과 같다. 알코올 의존의 치료는 폭음의 기반이 되는 병적 상태인 알코올에 대한 갈망감 또는 조절 불능 상태를 정상화시켜 주는 것이지 음주를 못하게 하는 것이 아니다.

다른 병은 증상으로 정의된다. 고혈압은 혈압 측정치로 정의되고 치료도 혈압 강하제로 한다. 하지만 고혈압을 치료하는 궁극적 목적은 혈압을 낮추는 것이 아니라 뇌-심혈관 질환의 위험을 낮추는 것이다. 많은 만성 질환은 이와 비슷한 이유로 치료한다. 증상 경감은 건강 위험 요소를 경감시키는 수단에 가깝다. 알코올 의존을 폭음이라는 증상으로 정의하더라도, 폭음 증상을 없애는 치료는 그 자체가 목적이 아니라 건강의 위험 요인을 감소시키기 위한 것이다. 즉 금주는 목적이 아닌 수단이다.

약물 의존은 약물 사용을 조절하는 능력이 저하된, 정상 생리적 반응이 왜곡된 상태다. 유전적 요소와 환경 요소의 결합에 의해 생기고, 현대 사회의 생활 습관과 관계되며, 치료를 위해 치료제와 아울러 생활 습관 변화가 필요하다. 이런 측면에서 약물 의존은 당뇨병이나 고혈압 같은 현대인의 만성 질환, **생활 습관병**으로 볼 수 있다.

완전한 중독 치유는 가능할까?

중독을 포함한 만성 질환에 대해 **치유**(治癒, healing)라는 용어가 유행하고 있다. 치유는 이상적인 치료로, 병이 치유되면 환자는 건강체가 되고 모든 문제들이 영구적으로 해결될 것 같은 인상을 준다. 그러나 대개의 만성 질환에서 치유는 일어나지 않는다. **만성 질환은 치유하는 것이 아니라 관리(management)하는 것이다.** 정신 질환이나 신체 질환이나 마찬가지다.

익명의 알코올 중독자들(AA, 181쪽 참조)은 영적인 각성을 통해 알코올리즘이라는 영혼의 결함을 치유하려 한다. 그러나 AA는 치료 프로그램을 이수한 뒤 치유되었음을 선언하는 치료법이 아니다. 성공적인 AA 참여자의 삶에서 가장 중요한 일은 AA와 함께 살아가는 것, 정기적 모임에 다니며 단주를 유지하는 것이다. 영혼이 치유되었더라도 그 상태를 유지하기 위해 부단히 노력하는 것이므로, AA 활동은 만성 질환을 지속적 관리하는 모델에 가깝다. 의학적 모델에서 질병 관리는 AA처럼 삶의 큰 부분을 투자해야 하는 수준은 아니다. 무엇보다 의학적 모델에서는 약물을 사용하므로 관리에 필요한 노력이 많이 줄어든다. 이상적으로는 당뇨병 환자가 혈당을 관리하는 수준의 노력만 있으면 알코올 의존을 관리할 수 있다.

치료 초기에 금주에 성공한 환자들은 '이제 다 나았으니 더 이상 병원에 안 다녀도 되겠지요?' 하고 묻는다. 더 이상 갈망감이 없기 때문에 그렇게 생각하는 것인데, 치료에서 이탈한 환자 중에는 나중에 다시 치료 받아야겠다고 돌아오는 사람들이 있다. 당뇨병도 그렇지만, 알코올 의존도 관리가 잘 되고 있을 때는 질병이 일으키는 문제로부터 자유로워진다. 갈망감은 물론 술에 대한 관심 자체가 없이 살게 된다. 그러나 이 상태가 유지되는 것은 지속적인 관리가 되고 있을 때다. 무관심하면 다시 질병 상태가 악화된다. 3개월에 한 번씩 클리닉을 방문해서 주치의와 인사를 나누고 그동안 어떻게 지냈는지를 이야기하고 몇 마디 조언을 듣고 약 처방 받은 것만으로도 향후 3개월간 환자가 음주 갈망감 없이 지내는 데 충분히 도움이 된다.

그럼에도 약물 의존을 치료할 때는 약물을 완전히 끊는 것을 목표로 삼을 수 있다. 약물을 끊는 것은 갈망감을 확실하게 감소시키는 방법이기도 하다. 가장 단순한 해결책이지만 현실적으로 쉽지만은 않다. 어떤 약물은 끊기가 정말 힘들다. 단약을 위한 가장 확실한 방법은 사용하고 싶어도 구할 수 없는 환경에서 사는 것이다. 약물을 구하는 것이 불가능함을 알고 있으면 갈망감 자체가 줄어든다. 억지로 참는 것이 아니라 욕구 자체가 줄어든다. 접근 불가능한 대상은 현저성이 높지 않기 때문이다. 그렇다고 환자를 수감하거나 보호 병동에 입원시켜 외부로부터 단절되게 하는 것을 치료라 할 수는 없다.

약물 사용을 포기하고 살던 의존 환자가 약물을 구할 방법이 조금이라도 있음을 알게 되면, 사라졌던 갈망감이 다시 나타나서 수단과 방법을 가리지 않고 약물을 구하게 된다. 알코올 같은 합법 약물은 정상적인 사회생활을 하는 사람에게 매일 노출될 수밖에 없다. **갈망감을 일으키는 자극들로 충만한 생활환경 속에서는 실현이 매우 어려운 완전 중단 보다는 약물 사용과 관계된 위험 요소들을 줄여 주는 것이 현실적인 치료일 수도 있다.** 또한 단약 혹은 단주보다 무너진 생활을 재건하는 것이 더 시급한 과제가 되는 경우도 있다.

환자와 그 가족에게 요구되는 것

어떤 병이든 치료는 환자와 의료진 간의 상호 작용이다. 치료로 무엇을 이룰 것인지는 환자와 의료진의 합의에 의해 정해진다. 그 이후에는 목표 달성을 위해 환자가 해야 할 것과 의료진이 해 주어야 할 것들이 결정된다. 약물 의존 환자에게 요구되는 것은 약물 의존을 무엇으로 보는지, 치료 목표가 무엇인지에 따라 달라진다. AA적 치료를 위해서는 환자에게 종교적 심성, 겸손함과 함께 술을 끊어야 한다는 강력한 의지가 준비되어 있어야 한다. 고혈압을 치료할 때는 환자에게 이런 강력한 의지력이 요구되지 않는다.

알코올 클리닉을 찾아온 환자에게 의료진은 금주하라고 요구할 수 있다. 그런데 이런 요구는 타당하지 않다. 자기 뜻대로 금주할 수 있다면 이 사람은 알코올 의존 환자가 아니고, 병원에 올 이유도 없기 때문이다. 술을 끊을 수 없어서 내원한 환자에게 요구되는 것은 술을 끊는 것이 아니다. 환자가 지켜야 할 것은 치료를 열심히 받는 것, 즉 병원에 꾸준히 다니고 처방대로 약을 복용하고 의학적 권고*를 따르는 것이다. 그러기 위해서는 환자가 알코올 의존을 만성 생활 습관병이라 생각할 수 있어야 한다. 이를 위해 의료진은 환자를 잘 교육하고, 병원에 다니는 것을 긍정적인 일로 느낄 수 있도록 해 주어야 한다.

어떤 사람은 중독을 치료 받겠다고 스스로 병원에 오는데 치료 아닌 다른 동기가 있어 보이기도 한다. 필로폰 투여로 검거된 뒤 치료 받는 조건으로 형사 책임을 경감받으려는 사람, 도박 빚으로 사채업자에게 협박당하다가 '치료 받는 조건으로 대신 빚을 갚아 주는' 거래가 가족과 이루어져서 입원하려는 사람 등이다. 필로폰이나 도박 중독은 원래 치료가 쉽지 않지만, 위기 상황에서 벗어나기 위한 목적으로 치료를 찾는 경우에는 제대로 된 치료가 이루어지지 않는다. 의료진은 이런 환자도 진짜 치료를 받을 동기를 갖도록 도와주어야 한다.

한편, 정신 질환에서는 환자가 성인이더라도 치료적 결정을 환자 자신이 아닌 그 가족이 대신 내리는 경우가 있다(153쪽

---

* 술을 끊으라는 권고는 아니고, 알코올 노출을 피하기 위한 생활 습관 변화 등에 대한 권고다.

참조). 알코올 의존에서도 그런 일이 일어난다. 환자는 병원에 갈 생각이 없지만 가족이 견디지 못하고 병원을 찾아가서 환자를 입원시켜달라고 요구한다. 가족의 절박한 심정과 별도로, 이런 상황은 법적인 문제가 될 수 있을뿐더러 환자와 가족 간의 관계를 심각하게 손상시킨다. 환자의 치료 거부를 강화할 수도 있다.

알코올 의존 환자와 가족 구성원들 사이의 관계는 흔히 적대적이다. 환자가 음주를 지속하는 것은 가족을 좌절시키고 분노하게 한다. 가족은 환자의 음주를 병의 증상이라기 보다는 스스로 좋아서 하는 부도덕한 행위로 본다. 따라서 환자를 비난하게 된다. 가족의 비난은 환자에게 스트레스로 작용하고, 문제를 부정하게 하며, 음주를 중단할 동기를 떨어뜨린다.

또 다른 형태의 문제성 있는 가족 관계는, 환자가 의존 상태를 유지하는 것이 가족 구성원들이 안정된 상태로 공존하게 하는 안전핀이 되는 경우이다. 가족들은 암암리에 환자의 음주를 조장하는 역할을 한다. 알코올 의존을 치료하기 위해서는 이런 문제들을 치료진이 파악하고 중재하여야 한다.

무엇이 중독 치료일까?

알코올 의존 환자가 술을 반입할 수 없는 격리된 시설에서 생활한다면 그의 알코올 의존이 치료된 것일까? 그런데 장기 입원했던 환자들이 퇴원해서 다시 술을 찾는 것을 보면 그것은 해법이 아닌 것 같다. 알코올 의존 환자의 음주는 폐결핵 환자의 기침처럼 갈망감이 아직 해결되지 않았음을 보여주는 지표일 뿐이다. 음주를 못 하게 강제하는 것은 폐결핵 환자에게 기침약을 처방하는 것과 같다.

더구나 알코올 의존이 아닌 사람이 음주하면 정상이고 알코올 의존 환자가 음주하면 병의 증상이라 보는 것은 별로 합리적인 관점이 아니다. 알코올 의존의 병리는 음주 통제력을 상실하는 것이지 음주를 하는 것이 아니다. 치료는 환자가 통제력을 갖도록 해 주는 것이다.

그런데 환자가 '나는 음주를 통제해야 한다'는 것을 항상 머리속에 떠올리면서 산다면 치료가 된 것일까? 강력한 의지력을 길러서, 술 마시고 싶더라도 끝까지 안 마시고 견뎌낼 수 있어야 치료의 성공이다. 그런데 의존 환자의 갈망감은 일상적인 욕구보다 훨씬 강력하므로, 통제하려는 의지력은 무너지기 쉽다. 강력한 의지력은 아무나 가질 수 있는 것이 아니다. 나름대로 끊고 싶어 하는 환자가 결국 다시 마시게 되는 것은 이 때문이다. 이 방법밖에 없을까?

더 좋은 치료는 갈망감이 생기지 않게 하는 것이다. 갈망감이 없으면 초인적 통제력을 발휘해야 할 필요도 없어진다. **갈망감은 자신의 뜻과 관계없이 생기는 특정한 심리 상태이며, 의학적 방법으로 조절이 가능하다.** 약물 의존을 의학적으로 접근해야 하는 가장 중요한 이유가 이 점이다. 이제 환자의 갈망감, 약물을 사용하고 싶은 욕구가 어떤 때 강해지는지를 살펴본다. 이런 상황에 대해 적절한 조절이 가능하다면 약물 의존의 효과적인 치료법이 될 것이다.

갈망감이 생기는 조건이 치료의 핵심

약물 의존이 되면, **갈망감** 때문에 그 약물을 사용하지 않고 살아가는 것은 쉽지 않다. 그런데 갈망감은 항상 있는 것이 아니라 어떤 조건에 처하게 되었을 때 갑자기 또는 서서히 올라온다. 이 조건들은 제법 알려져 있다.

금단
갈망감을 가장 강하게 일으키는 조건은 금단이다. 금단은 항상 변이된 겉보기 안정 상태가 약물을 끊음으로써 파괴되는 것이다(20쪽 참조). 금단 상태에서는 약물을 하는 것이 오히려 몸과 마음을 정상으로 만들어준다. 따라서 **약물 의존에 대한 본격적 치료에 앞서 금단에 대한 해독 치료가 필수적이다.**

알코올의 경우, 금단은 손이 떨리고 식은 땀이 나는 등 눈에 띄는 급성기 증상만 있는 것이 아니다. 매일 저녁 술을 마시던 사람이 어쩌다 안 마시는 날 잠을 잘 못자는 것은 알코올 금단으로 불면증이 생긴 탓이다. 이 불면은 술을 마셔야 해결된다. 단기간 해독 치료 후 신체적 증상은 다 해결되었지만 애매한 심리적 금단 증상이 남는 경우도 있다. 이 지속적 금단을 **마른 주정**이라 부르는데, 장기간 금주 후에도 간간이 찾아오는 갈망감에서 중요한 역할을 한다. 적절한 약물 치료 및 생활 습관 변화로 마른 주정을 관리하면 금주 유지에 도움이 된다.

금단에 대한 또 다른 해결책은 금단을 겪지 않도록 안전한 약물을 정기적으로 사용하는 것이다. 헤로인 의존의 효과적 치료법 중 하나다.

우연히 사용한 약물

약물을 중단한 지 오래 되었고 평소에는 갈망감이 전혀 없이 살았더라도, 그 약물을 우연히 다시 접하면 잊어버리고 있던 갈망감이 다시 깨어난다. 심리학적으로는 **점화 효과**의 일종이라 본다. 점화 효과란 특정 자극을 한번 접하면, 후속 자극들 중 앞서의 자극과 관계된 것의 현저성이 선택적으로 높아지는 현상을 의미한다. 억지로 참고 있다가 결국 못 버티고 마시는 것이 아니라, 아무 생각없이 무심코 한 잔 마셨더니 갑자기 더 마시고 싶은 갈망감이 피어오르는 것이다. 그렇기 때문에 알코올 의존은 '끊느냐 무너지느냐' 둘 중 하나라는 속설이 생겼다.

하지만 여기가 약물 의존 치료제가 작용하는 중요한 지점이다. 우연히 사용한 약물이 갈망감 폭발로 이어지게 하는 뇌

회로를 차단하는 약물이 있다면 약물 의존의 치료에 효과적으로 사용할 수 있다. 알코올 의존이나 오피오이드 의존에서는 오피오이드 길항제(178쪽 참조)인 **날트렉손**이 이런 역할을 한다. 알코올 의존 환자가 날트렉손 치료를 받으면, 첫 잔이 폭음으로 이어지는 확률이 낮아진다.

약물과 관계된 환경 자극

파블로프의 개가 종소리를 들으면 침을 흘리는 것과 같이, 갈망감이 없던 의존 환자는 그동안 약물을 사용해 왔던 환경을 접하면 갈망감이 생긴다. 조건 자극이 갈망감을 깨우는 큐가 되는 것이다. 알코올 의존 환자에게 강력한 환경 자극 중 하나는 술이나 음주 장면을 구경하는 것이다. 따라서 알코올 의존을 치료하기 위해서는 집에 있는 술을 모두 치우는 것이 중요하다.

귀가할 때, 매번 술을 사던 편의점 쪽을 우회해서 가는 것도 자극 노출의 위험을 줄이는 방법이다. 술친구들을 멀리 하는 것도 필요하다. 소규모 음식점을 운영하는 사람이라면, 술과 단골손님을 접하게 되는 카운터에 앉아 있으면 안 된다. 이런 소소한 생활 습관 변화들이 알코올 의존에서 벗어나기 위해 필요하다. 고혈압 환자가 짠 음식을 먹지 않는 생활 습관을 실천하는 것과 같다.

약물 사용이 가능하다는 사실을 인식하는 것만으로도 갈망감이 생긴다. 휴대폰에 텔레그램이 깔려 있음을 떠올리는 순간 필로폰에 대한 갈망감이 떠오른다. 역으로 약물을 구하거나 사용하는 것이 불가능한 상황에서는 갈망감이 줄어든다. 퇴원하면 곧 음주하는 알코올 의존 환자가 입원 상태에서는 별로 갈망감을 느끼지 않는 것은 이런 원리 때문이다.

스트레스

스트레스를 받으면 술 생각이 나는 것은 누구나 경험하였을 것이다. 우울증 환자가 술을 찾는 것도 술의 일시적인 항(抗)스트레스 효과 때문이다. 술이 만들어 낸 기분은 불안과 우울과 걱정을 잠시 잊게 해 준다. 스트레스 자체가 폭음을 유도하지는 않더라도, 스트레스 해소를 위해 마신 한 잔이 점화 효과를 일으키면 폭음이 뒤따르게 된다. 우울증 치료는 환자가 스트레스를 견디는 능력을 높여 줌으로써 중독 행위를 감소시킬 수 있다. 가족과의 관계나 생활환경에 대한 조정도 스트레스 관리를 위해 중요하다.

알코올 의존 환자가 겪는 스트레스 중 중요한 것은 알코올 의존 자체와 관계된다. 술을 절제하지 못한다고 주위에서 비난받는 것이다. **비난이 음주의 동기가 되고 음주가 다시 비난을 부르는 악순환은 알코올 의존 환자와 가족의 관계에서 흔히 볼 수 있다.** 이에 대한 대책으로, 가족이 환자의 알코올 의존을 인격적 결함이 아닌 고혈압 같은 만성 질환으로 받아들이게 하는 것이 필요하다.

무료함

약물 남용의 기원은 여가 시간의 문화 활동이나 취미 생활**이다.** 무료한 여가는 자신에게 가장 익숙하고 손쉬운 취미 생활을 하도록 만든다. 그 결과 환자의 중독 행위는 지속된다. 그동안 술을 마시면서 살아온 사람이 술을 끊음으로써 생기는 잉여시간에 음주와 관계없는 취미 생활을 하게 된다면, 술의 유혹에서 벗어나는 것이 한결 쉬워진다.

직장을 다니는 알코올 의존 환자는 출근해서부터 퇴근할 때까지 바쁘게 지내는 근무 시간 동안에는 갈망감이 없다. 갈망감과 음주는 퇴근 이후에 시작된다. 하지만 이 사람이 실직하면 아침부터 술을 마시게 된다. 여가 시간은 늘어났는데 음주 말고는 다른 취미 생활을 가진 것이 없기 때문이다. 약물 의존에서 벗어나기 위해 필요한 생활 습관 변화는 약물 관련 자극을 피하는 소극적인 것과 함께 새롭고 안전한 취미 생활을 개발하는 적극적인 것을 포함한다. 중독되지 않은 다른 문화적 아이템을 즐기는 것이다.

이런 요소들은 약물 의존의 병태생리와 관계되며 많은 부분 **의학적 방법 즉 꾸준한 약물 치료와 생활 습관 개선으로 조절 가능하다.** 적절하게 관리되면 환자는 약물 생각과 사용에 몰두하지 않고 일상생활을 하게 된다. 강력한 의지력이나 자기 반성이 필요한 것은 아니고, 당뇨병 환자처럼 자기 관리하면 된다.
물론 지속적으로 유지해야 한다.

15

중독을 치료하는 전략들

해독이 우선이다

약물 금단은 강력한 갈망감을 일으키므로, 금단이 발생할 가능성이 있는 경우 해독 치료를 먼저 해야 한다. 해독 치료는 항상 변이를 원래대로 되돌리는 것, 즉 신체가 약물을 사용하지 않는 상태에 다시 적응하도록 해 주는 것이다. 금단 시의 갈망감은 통상적인 의지력으로 해결하기 힘들고, 어떤 약물은 금단 시 적절한 치료가 없으면 생명이 위험해질 수도 있다.

해독 치료가 필수적인 약물은 알코올과 헤로인, 펜타닐 등 오피오이드 약물이다. 오피오이드를 몇 주일 이상 지속적으로 사용하다가 갑자기 중단하면 신체적-심리적 금단이 나타난다. 생명이 위험하지는 않지만 매우 불쾌한 체험이다. 불쾌감과 갈망감은 약물을 다시 사용하면 즉시 해소된다. 만성적 헤로인 사용자의 상당수는 금단을 겪지 않는 것만으로도 헤로인 갈망감이 줄어든다. 이 점이 치료를 위한 중요한 포인트다.

알코올 금단은 수년 이상 꾸준히 음주하던 사람에게서 발생한다. 음주 종료 후 8시간 정도가 지났을 때 시작되는데, 밤에 술 마시고 취침한 뒤 다음날 아침에 깨어났을 때 불쾌감을 느끼는 식으로 처음 경험한다. 알코올 금단은 매우 불쾌할 뿐더러, 경련이나 의식 변화 등 생명이 위태로운 상태로 발전할 수도 있고 후유증으로 영구적 뇌손상을 남길 수도 있다. 심한 알코올 금단 상태를 진전 섬망(delirium tremens)이라 하는데, 응급실에서 제법 볼 수 있는 질병 중 하나다.

무슨 약물을 얼마나 오래 사용해 왔느냐에 따라 다르지만, 금단은 며칠에서 몇 주간에 걸쳐 서서히 해소된다. 오랫동안 사용하던 오피오이드 약물을 단번에 끊고 해독 치료 없이 버티는 것[cold turkey]은 웬만한 사람에게는 쉽지 않다. 서서히 연착륙시키는 해독 치료가 더 좋은 방법이다. 해독 치료의 원칙은 의존된 약물과 비슷하면서 안전한 약물을 주면서 며칠에 걸쳐서 서서히 감량하는 것이다. 알코올의 경우는 중추신경계 억제제를 사용한다.

해독 치료 이후 약물 의존의 본격적 치료가 시작된다. 몸으로 겪는 금단 증상이 해독 치료로 해소되더라도 약물을 사용했던 체험은 수시로 갈망감을 불러 일으킨다. 심리적 의존은 신체적 의존보다 다루기 어렵다. 갈망감이 있는 상태에서 약물을 구할 기회가 주어진다면 결국 다시 사용하게 된다. 약물 의존의 본격적 치료는 갈망감을 관리하는 것이다.

생활 습관 변화와 약물 치료

알코올 의존을 치료하기 위해 필요한 것은 갈망감이 생기지 않는 일상생활을 만드는 것이다. 알코올과 관계된 자극을 접할 기회를 최소화해야 하는데, 환자마다 그동안 술을 마셔 왔던 환경과 술을 떠오르게 하는 자극이 다르므로 생활 습관 변화도 개인 맞춤 되어야 한다.

약물 치료는 효과가 분명할 뿐만 아니라 시행하기 매우 쉽다. 당뇨병 환자가 생활 습관 변화를 위해 하루 세 끼 식사를 절제하거나 한 시간 씩 걷기 운동 하는 것에 비해, 약 복용은 너무 쉽다. 약은 가격[치료를 위해 들어가는 노력]에 비해 성능이 매우 좋은 치료법이다. 약물 의존 치료에도 이런 가성비 좋은 치료제를 도입하면, 생활 습관을 바꾸기 위한 노력의 비용을 줄일 수 있다. 몇 가지 약물이 약물 의존을 치료하기 위해 사용된다. 물론 약물 치료를 한다고 생활 습관 변화가 불필요한 것은 아니다. 여러 치료법들은 동시에 적용되어야 한다.

약물로 약물 중독 치료하기

약물 의존을 약물로 치료한다는 이야기가 조금 이상하게 들릴 수도 있다. 더구나 의존된 약물과 치료제가 거의 같은 종류의 약물인 경우마저 있다. 약물 의존을 약물로 치료한다는 것은 안전한 약물을 사용해서 위험한 약물에 대한 갈망감을 감소시킨다는 의미로 생각할 수 있다.

의존성 약물을 계속 사용하는 치료(효현제 치료)

고혈압의 문제가 혈압 자체보다는 심뇌혈관 질환의 위험이듯이, 약물 의존에서도 건강한 삶에 대한 위험은 약물 자체의 효과와는 다른 부분에서 나타날 수 있다. 실수로 과량 투여에 의한 사망, 오염된 약물이나 주사기 공유에 의한 감염 등의 의학적 위험이 있다. 불법 경로를 거친 약물은 매우 비싸므로 약물을 구하기 위한 범죄를 하도록 만든다. 또한 약물을 구하고 사용하는 과정에서 경제 활동이 감소하고 실직함으로써 경제적 어려움에 처하게 된다. 약물 사용자가 정당한 사회구성원으로 취급받지 못하는 사회적 문제도 중요하다. 이런 문제들은 약물 중단 이외의 방법으로도 해결 가능하다.

약물 의존은 부자나 가난한 사람이나 다 걸리지만, 부유층에서는 약물 의존이 일으키는 문제들이 눈에 띄지 않는다. 부유층은 안전한 고품질의 약물을 범죄를 저지르지 않고 구해서 비밀이 보장되는 가까운 사람들과 사용한다. 약물을 하느라 경제 활동을 않아도 나락으로 떨어지지 않고 자신의 사회적 위치를 유지할 수 있다. 부자가 아닌 환자들에게도 비슷하게 안전한 약물을 안전한 방법으로 적절히 공급해 준다면, 그들이 약물 의존 때문에 겪는 문제는 줄어들 것이다.

헤로인처럼 중단이 매우 어려운 약물이라면 이 방법이 더 현실적인 치료일 수도 있다. 길거리에서 더러운 헤로인 주사를 맞던 사람들을 클리닉에 들리게 해서 메사돈(methadone)이나 부프레노르핀(buprenorphine)[헤로인과 같은 계통인 오피오이드 효현제(agonist)] 경구제제를 합법적으로 처방하는 것이다. 이 프로그램에 성공적으로 적응하는 사람은 헤로인 주사에 대한 갈망감이 없어진다. 의존 상태는 유지되지만 건강상 또는 생활상의 위험한 문제들을 겪을 가능성은 낮아진다. 헤로인 금단과 갈망감으로 안절부절 못하던 사람이 아침에 메사돈을 한 번 복용하면 그날 저녁까지 보통 사람과 다름없는 직장 생활을 할 수도 있다. 이런 치료를 효현제 유지(agonist maintenance) 치료라 한다.

물론 단순히 약물 처방만 하는 것이 아니라 세심함을 담은 프로그램이 필요하다. 처방 받은 경구약제를 먹지 않고 물에 녹여서 정맥 주사하는 일이 생기지 않도록 해야 하며, 헤로인 사용 여부를 불시에 검사할 수도 있음을 참여자에게 주지시켜야 한다. 또한 유지 요법은 평생 지속하는 것은 아니다. 언제 중단할지를 결정할 때는 환자의 생활 습관 변화 등 다양한 조건이 고려되어야 한다.

비슷한 개념으로 볼 수 있는 것이 연초를 피우던 사람이 전자담배로 바꾸는 것이다. 전자담배 흡연자는 연초 흡연자와 마찬가지로 니코틴 의존 상태에 있다. 그러나 전자담배로 교체하면 담배의 실질적 독성 성분인 일산화탄소나 타르의 섭취는 많이 줄일 수 있다. 니코틴 패치보다 훨씬 효과적인 니코틴 유지 요법인데, 이런 치료를 '위해(危害) 감소(harm reduction) 치료'라 한다. 그러나 모든 약물 의존에 이런 치료가 가능한 것은 아니다. 예컨대 필로폰 의존에는 유지 치료를 위한 효과적인 약물이 없다.

한편, 효현제 유지가 적절한 치료인지는 논란이 되기도 한다. 이상주의와 현실주의의 갈등인데, '의존 상태를 그대로 유지하는 것이 무슨 치료냐?'라는 주장과 '완전히 끊는 것은 불가능하므로, 환자의 안전과 건강을 지켜 줄 수 있는 현실적 방법은 이것밖에 없다'는 주장 사이의 대립이다. 유지 치료를 하자는 현실주의자의 주장은 일반인들에게 궤변처럼 들릴 터인데, 그것은 중독은 나쁜 것이라는 생각이 뿌리깊기 때문이다. 여기서 나쁘다는 것은 건강에 해롭다는 의미가 아니라 부도덕하다는 의미다. 그러나 나쁘다는 개념에서 부도덕을 덜어 내고 신체적-사회경제적 위해만을 생각한다면 유지 요법의 긍정적 기능은 분명하다. 환자의 자율성이 완전히 회복되지는 않지만, 적어도 위험한 약물의 노예 상태에서는 벗어나게 된다.

의존성 약물의 효과를 차단하는 치료(길항제 치료)

길항제(antagonist)는 한 약물의 효과를 상쇄하는 약물을 말한다. 약물 급성 중독에 대해 길항제는 효과적인 치료법이다. 헤로인 과량 투여로 호흡이 억제된 사람에게 오피오이드 길항제 날록손을 투여하면 즉시 호흡이 돌아온다.

길항제는 약물 의존의 치료에 응용된다. 약물의 효과를 차단하여 점화 효과를 억제하기 때문이다. 대표적인 예가 알코올 의존에 오피오이드 길항제인 날트렉손을 사용하는 것이다. 첫 잔 마시는 것은 어쩔 수 없더라도, 날트렉손은 한 잔이 두 잔을 부르고 폭음으로 이어지는 결과를 막아 줄 수 있다. 치료 효과가 좋은 경우, 폭음하던 사람이 자기 주량만큼만 마시는 일반적인 음주자가 된다.

날트렉손은 알코올 길항제가 아닌 오피오이드 길항제지만 알코올 의존을 조절한다. 알코올의 보상 효과 또는 점화 효과가 오피오이드계 신경 전달을 통해 매개되는 것과 관계된다. 비슷한 이유로 날트렉손은 도박 중독에서도 갈망감을 감소시키기 위한 목적으로 사용되기도 한다. 다양한 중독에 신경생리학적으로 공통되는 측면이 있다는 가설에 근거한다.

효현제 vs. 길항제 치료

효현제와 길항제라는 반대되는 약물이 모두 약물 의존의

치료에 사용된다는 것은 재미있는 일이다. 이렇게 되는 이유는 실험 동물에서 약물 자가 투여의 용량-반응 곡선이 거꾸로 된 U자 모양을 갖기 때문이다. 한 번 투여했을 때 얻을 수 있는 약물의 효과가 적절한 범위에 있을 때 약물 자가 투여가 가장 많이 이루어진다. 이는 사람에서도 마찬가지이다. 직관적으로 설명하면, 약물을 많이 사용하지 않아도 효과를 충분히 느낄 수 있을 때[그래프의 우측 구간, 효현제 치료] 약물 사용량이 줄어들고, 약물을 많이 사용해 보았자 효과를 느낄 수 없을 때도[그래프의 좌측 구간, 길항제 치료] 약물 사용 빈도가 줄어든다.

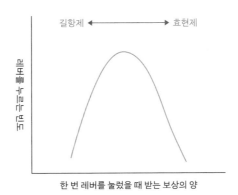

[그림] 중독의 길항제 치료와 효현제 치료

정신사회적 치료 및 행동 치료

약물 의존에 대한 약물 치료가 뇌에 작용해서 갈망감을 낮추는 방법이라면, 정신사회적 치료는 마음에 작용해서 조절 능력을 높이는 방법이다. 정신사회적 치료는 약물 치료와 작용하는 영역이 다르므로 두 치료를 병행할 수도 있다.

알코올 의존의 디설피람 치료

알코올 의존을 치료하기 위해 도입된 첫 약물은 알코올 독성을 강화시키는 약물인 디설피람이었다. 약물을 사용하지만 행동 치료(behavioral therapy)로 분류한 것은, 이 약물이 뇌에 작용해서 갈망감을 감소시키는 것이 아니기 때문이다. 디설피람 사용중인 사람이 술을 마시면 매우 불쾌한 독성을 경험하게 된다. '음주 → 긍정적 체험' 학습에 의해 음주 행위가 강화된 상태를 알코올 의존이라 본다면, '음주 → 부정적 체험' 쪽으로 재학습 시키면 알코올 의존을 치료할 수 있다는 아이디어다.

그러나 디설피람-알코올 반응은 위험하므로, 환자가 디설피람 복용 후 실제 음주하여 불쾌감을 학습을 하는 것은 권장되지 않는다. 다만 디설피람은 환자가 '나는 이제 술을 마시면 안 돼'라 생각하도록 만들어 줄 뿐이다. 술을 못 마시도록 하는 감시자를 데리고 다니는 것과 같다. 그런데 이상하게도 이 약물로 알코올 의존이 해결되지 않는 사람도 많다. 환자가 약물 복용을 잘 않기 때문이다. 술을 마시겠다는 생각을 몰래 한다기 보다는,

자신이 술을 마실 수밖에 없는 사람이라는 것을 알기 때문에 위험한 금주약 사용을 꺼리는 것이다.

디설피람은 약물 의존 치료에 대한 중요한 시사점을 준다. 치료는 '못 하게 강제하는 것'이 아니라는 점이다. 디설피람은 현재 우리나라에서 시판되지 않지만, 환자가 직접 병원에 와서 진료 받고 처방 받은 것이 아니라 환자 가족이 몰래 와서 처방 받고, 환자 자신은 모르게 몰래 투약되던 약이었다. 환자는 술을 마셨다가 큰 고통을 겪고 그만두지만, 이것이 약물의 효과임을 모른다. 이런 상황은 법적-윤리적 및 의학적으로 심각한 문제가 될 수 있다.

인지 행동 치료

인지 행동 치료(cognitive behavioral therapy, CBT)는 약물 의존뿐만 아니라 다양한 정신 질환에서 '문제 행동[하지 않는 것이 좋지만 결국 하게 되는 행동들]'을 감소시키기 위해 사용하는 치료법이다. 단순히 참는 것이 아니라 문제 행동에 이르게 되는 과정을 분석하고, 그 과정이 일어나는 배경이 되는 인지 왜곡을 탐색하고, 왜곡된 인지를 교정하고 대안적 행동을 개발함으로써 문제 행동에서 벗어나는 방법이다.

예컨대 알코올 의존 환자가 '왜 술자리에 따라다니는가?' '왜 첫 잔을 받는가?' 등의 문제를 탐색하는 과정에서, 술자리에 참석하지 않으면 동료들이 자신을 왕따시킬 것이라는 걱정이 사실이 아님을 알게 된다. 상황에 따른 적절한 대응책, 즉 남이 주는 술을 거절하는 기술이나 술자리에서 술 아닌 다른 것을 즐기는 방법 등도 개발한다. 술 마시던 장소 가지 않기, 술 친구들 만나지 않기 등 일견 단순해 보이는 일들은 우연히 중독 관련 자극에 접촉하는 기회를 줄임으로써 갈망감이 일어나는 것을 억제한다. 마약과 관련될 수 있는 텔레그램 삭제하기, 스마트폰 주식 계좌 없애기 등도 비슷한 방법이다. 만성 신체 질환의 관리에 필요한 생활 습관 개선에도 인지 행동 및 행동적 기법이 적용된다.

동기 강화 치료

동기 강화 치료(motivational enhancement therapy, MET)는 동기 인터뷰 및 이후 몇 번의 추적 면담으로 구성된 시간 제한적 치료법이다. 알코올 의존을 위해 처음 개발되었으나 다른 약물 의존 및 행위 중독에도 응용된다.

동기 인터뷰에서 환자는 자유로운 표현을 통해 자신이 음주에 대해 갖는 양가감정[마시고 싶지만 마시면 안 된다]을 확인하게 되는데, 양가감정을 해결하면 환자에게서 변화를 위한 내적인 동기가 생기고, 그 동기에 의거해 환자는 스스로 치료의 목표를 설정하게 된다. 목표는 인생의 초점을 약물 사용이 아닌 더 건전한 생활방식으로 돌리는 것이다. 이 과정은 환자 중심으로 이루어지는 것으로, 치료자는 목표를 제시하는 것이 아니라 환자 스스로 목표를 찾도록 돕는 역할을 한다.

집단 치료

약물 의존의 심리사회적 치료는 흔히 집단 치료(group therapy)로 제공된다. 문제를 부정하려는 환자에 대한 집단의 직면 [의사가 아닌 나와 비슷한 옆사람들이 '아니다' 라고 해 주는 것], 약물 관련된 고통스러웠던 경험의 공유 등의 치료적 과정 은 집단 안에서만 가능하다. 집단은 또한 재발 방지를 위한 행 동 계약을 서로 모니터링하는 역할을 하며, 집단에서 다른 사람 의 재발을 봄으로써 자신에 대한 경계심을 강화하게 되고, 집단 의 구성원이 다른 환자의 재발 가능성에 대한 경고를 줄 수도 있다. AA도 집단 속에서 활동한다.

영적 치료(spiritual; therapy): 익명의 알코올 중독자들

익명의 알코올 중독자들(AA, http://www.aakorea.org)은 어떤 종교, 정파, 인종 등과도 관계없으며, '자신의 금주 및 주위 사람 의 금주를 돕는 것' 이외의 다른 문제에 대해서는 관심을 갖지 않는 자생적이고 독립적인 조직이다. AA는 전 세계적으로 공통 적인 규범과 원칙하에 활동하지만, 중앙에서 통제되는 것은 아 니며 각 그룹별로 문화가 많이 다르다.

AA는 1935년 미국에서 시작되었는데, 그 문화적 배경은 금주법(prohibition)에서 볼 수 있다. 미국 금주법은 1919년 1차

세계 대전 중 식량 자원을 절약하기 위한 목적으로 만들어졌지만, 청교도적 보수파 세력은 도덕적 관점에서 금주법을 극단적으로 밀어붙였다. '술 때문에 피폐해진 도시 노동자들'의 이미지는 대중이 금주법에 환호하게 했다. 미국식 정서에서 음주는 하느님 앞에 죄악이었다. 이런 배경에서 탄생한 AA는 종교와 관련이 없음을 표방하더라도 보수 기독교적 색채를 띠고 있다.

AA는 알코올 의존을 질병으로 보지 않는다. AA 결성 당시에는 의학계에서도 알코올 의존이 질병이라는 개념이 부족했다. 알코올 의존이 질병으로 받아들여지는 현재도 AA의 개념과 치료 기법들은 변하지 않았다. 지금도 AA는 알코올 의존 치료의 한 부분을 담당하고 있는데, 동기화가 잘 되어있는 환자에게 종교적 모델은 의학적 모델이 줄 수 없는 확신을 준다. 의학적 치료없이 AA만으로 장기적 금주에 성공하는 환자도 있으며, 의학적 치료와 AA를 병행하기도 한다. 병원의 입원 프로그램이 AA 모델을 차용하기도 하고, 퇴원 후 환자에게 AA 모임 참여가 권장되기도 한다.

AA는 중독자와 회복자 등 다양한 치료 단계에 있는 사람들간의 만남으로 이루어진다. 모임을 통해 체험을 교류함으로써 음주하지 않고도 살아가는 방법을 배우고, 선배들의 성공을 보면서 동기를 강화하고 회복의 모델을 제시받는다. AA의 성서 격인 '익명의 알코올 중독자들(Alcoholic Anonymous, 별칭 Big Book)'과 '12단계 12전통(Twelve Steps & Twelve Traditions)'이 제시하는 규범을 학습하고 실천하는 것이 목표를 달성하기 위한 지침이 된다. 12단계는 금주에 이르기까지의 단계적 자세 변화를 규정한다. 오만을 버리고 반성하여 '우리가 이해하게 된 대로의 신'에 자신을 맡김으로써 금주할 힘을 얻으며, 음주를 도덕적 결함으로 인정하고 음주와 관련되어 저질렀던 자신의 과오를 반성하는 등의 단계로 구성되어 있다. 12단계를 완수함으로써 치료가 끝나는 것은 아니고, 실질적인 치료 과정은 일생 동안 지속되는 정기적 모임에 참여함으로써 이루어진다.

AA의 치료는 넓게 보면 정신사회적 치료의 일종이지만 체험을 통한 인간성의 근본적 변화를 목표로 삼는다. 그러나 방법에서 AA의 치료법은 집단 CBT 및 행동 치료와 비슷한 부분이 많다. 12 단계는 인지 재구조화를 통해 문제를 해결하려는 CBT의 강력한 버전이라 할 수 있다. AA 모임은 실질적으로 강력한 행동 치료 세션인데, '다음 모임까지를 목표로 삼는 제한된 금주'가 과제로 주어지고 성공하면 동료들의 칭찬을 받는다. 이 과정이 계속 연장되다 보면 결국 환자는 술에 대한 갈망감을 느끼지 않고 살게 된다. 장기간 금주해 본 적이 없는 환자에게는 경이로운 체험이다. AA에서 단주에 성공한 뒤 다른 알코올 치료 프로그램에서 자원봉사자 역할을 하는 사람도 많다. 이들은 단주함으로써 단순히 질병을 치료했다는 것 이상의, 인생을 걸고 헌신할 만한 새로운 가치를 발견한 것이다. 그러나 AA에서 알코올 의존의 신경생리적 변화는 다룰 수는 없기 때문에, 참여자는 여전히 점화 효과에 취약한 상태로 지내게 되며 가끔씩 급격한 재발을 겪기도 한다.

의학적 관점에서 보면 도덕성 강조는 치료에 장벽이 될 수도 있다. 자신이 부도덕하다고 낙인 찍히는 것이 부담스러워서 병원에 오지 않으려는 환자도 많기 때문이다. AA가 익명성을 지키는 것도 이와 관계된다. 참여자들은 서로를 사는 지역과 성(姓)만으로 알고 그렇게 부른다. 참여자의 신분이 노출되지 않게 하기 위한 방법이다. 그러나 의학적 치료는 익명으로 하는 것이 불가능하다. 이런 환자에게는 도덕 문제를 옆에 밀어 두고 의학적 관점을 강조하는 것이 더 좋은 대안이 된다. 이렇듯 의학적 모델과 AA가 상충되는 측면이 있더라도, 각각의 역할이 있으므로 상대방 모델을 배척하는 것은 좋은 방법은 아닐 것이다.

AA 이외에 알코올 환자 배우자를 위한 알아넌(Al-Anon) 자조그룹도 세계적인 조직을 가지고 있다. 비슷한 모델로 도박 중독에 대해서는 단도박모임(Gamblers Anonymous, GA, http://www.dandobak.or.kr), 필로폰 의존에 대해서는 NA(Narcotics anonymous, https://nakr.org)가 활동 중이다.

치료가 이루어지는 환경

치료법이 있어도 환자에게 적용하지 못하면 아무런 소용이 없다. 게다가 약물 의존 환자는 여러 가지 이유로 치료를 회피하거나 심지어 적극적으로 거부한다. 약물 의존을 치료하려면 환자가 처음 들어올 때의 진입 장벽을 낮추고, 치료가 시작된 뒤 조기 이탈하지 않도록 하는 것이 중요하다. 그러려면 치료가 환자에게 위협이나 비난으로 받아들여져서는 안 된다. 가능한 치료법 중 환자가 받아들이는 것, 환자에 대한 제한이 가장 적은 것부터 고려해야 한다.

치료는 다음과 같은 상황에서 이루어진다. 알코올 의존 치료를 중심으로 기술한다. 불법 약물 사용자의 경우, 법적인 처벌(징역)과 치료(입원)의 역할을 겸하는 치료감호시설에서 치료가 이루어지기도 한다.

입원 치료

입원 치료는 환자가 금단을 안전하게 넘기기 위해 필요하다. 또한 입원은 환자의 치료 받을 동기를 강화하는 프로그램들을 제공한다. 우리나라의 알코올 전문 병원은 특화된 다양한 프로그램을 제공하는데 AA에 기반하는 경우가 많으며 대개는 환자의 중장기 입원을 전제로 구성되어 있다. 종합 병원은 해독 치료 후 외래 치료로 잘 이어지게 하는 데 초점을 맞추고 있다.

전통적으로 알코올 의존의 치료는 종합 병원보다는 전문 병원에서 중장기 입원 위주로 이루어져 왔다. 입원은 환자 본인의 뜻에 따라야 하지만, 가족의 뜻이 더 중요시되어 본인이 완전히 동의하지 못하는 상태로 입원 치료가 시작되는 경우도 있다. 하지만 환자의 적극적 참여가 부족하면 치료의 성과가 기대에 미치지 못한다. '알코올 중독은 치료되지 않는다'는 속설도 일부는 이 점과 관계된다. 요사이는 환자 동의의 중요성이 법적-윤리적 정당성뿐만 아니라 좋은 치료 결과를 위해서도 점점 더 강조되고 있다. 또한 사회경제적 변화에 따라, 자원을 많이 사용하는 중장기 입원은 향후 다른 치료법에 자리를 내 주게 될 가능성이 높다.

공동주거 시설

퇴원 후 열악한 환경[노숙, 무직, 독거, 적대적 가족 관계 등]에서 살게 되는 경우 재발의 가능성이 높으므로, 환자에게 주거 시설을 제공하고 사회복지체계의 감독 하에 생활하도록 하는 방법이 도움이 된다. 공공의료의 영역에 속하는데, 알코올 의존뿐만 아니라 다른 정신 장애에서도 감독하 공동주거 시설이 치료적 역할을 할 수 있다. 질병의 증상적 관해를 넘어서, 질병으로 무너진 생활인으로의 기능을 회복하고 직업을 갖고 사회에 복귀하는 것까지가 치료 목표가 된다. 물론 인력, 시설과 비용이 많이 소요된다. 우리나라에서는 아직 일부 지역의 시범 사업 수준에 머물러 크게 활성화되어 있지 않다.

외래 중심의 치료

종합 병원을 찾는 알코올 의존 환자가 늘고 있다. 일부는 내과에서 간경변증 치료를 받는데도 술을 못 끊는 사람들이다. 이들에게도 알코올 클리닉 첫 방문은 마지못한 것이지만, 알코올 의존을 주 진단으로 정신건강의학과 치료부터 시작하는 환자들보다는 치료를 더 잘 받아들이는 경향이 있다. 치료의 목표가 중독 치료가 아닌 신체적 건강유지가 되어 도덕적 부담이 적기 때문이다. 신체적-정신적 건강을 내과 및 알코올 클리닉 두 군데를 통해서 관리한다는 틀에서 치료가 이루어진다.

종합 병원에서 입원은 해독 치료가 필요할 때 또는 입원이 필요한 다른 정신과적 문제가 동반되어 있을 때에 국한된다. 입원은 치료의 시작일 뿐 본격적 치료는 다른 만성 질환들처럼 외래에서 이루어진다. 외래 치료의 초기에는 입원과 외래의 중간적 형태인 낮 병동, 밤 병동 등의 부분입원 프로그램도 적용할 수 있다. 우리나라에서는 활성화되지 않은 프로그램들이다. 환자에 대한 평가가 충분히 되어 있고 안정화된 상태라면 이차, 삼차 병원이 아닌 지역사회 일차 병원에서도 알코올 의존의 치료는 충분히 가능하다. 오래전에 예약하지 않고 쉽게 접근할 수 있는 일차 병원이 접근성 측면에서 종합 병원보다 더 좋은 치료적 환경을 제공한다.

응급 치료

대마, 환각제 등은 약물을 끊고 싶어서 치료 받으러 오는 경우가 흔하지 않다. 의존성도 별로 높지 않은 약물들이다. 그러나 어떤 약물이든 투여할 때 용량 조절에 실패하면 심한 급성 중독에 빠진다. 매우 불쾌한 체험을 하거나, 정신 증상이 나타나거나, 생명이 위험한 상황이 되어 응급실을 찾는다. 알코올 금단도 응급실에서 흔히 볼 수 있는 질병이다. 급격한 행동 변화나 의식 저하로 응급실에 내원한 모든 환자에서 약물 사용력을 반드시 조사해야 하며, 의심이 가는 경우 간이 소변 검사도 필요하다. 정맥 투여자는 팔뚝에서 주삿바늘 자국을 확인할 수 있다. 대개는 약물 효과가 끝날 때까지 활력 징후를 유지하면서 지켜보기만 해도 되지만, 해독제 투여나 인공호흡 등 적극적인 조치가 필요한 경우도 있다. 알코올 금단의 경우 해독 치료에 곧바로 들어가야 한다. 응급 상황이 해결된 뒤에야 그 다음 단계로 환자의 약물 남용이나 의존에 대한 관심이 필요하다.

중독 치료를 넘어서

가족 관계의 심각한 갈등, 우울증, 법적인 문제, 실직 등은 환자의 삶을 불안정하게 만든다. 이런 조건 아래 있는 환자는 중독을 치료 받을 동기를 갖지 못한다. 환자가 봉착한 심각한 삶의 문제들 중 중독은 일부에 불과하기 때문이다. 이런 때는 중독에 대한 치료가 제대로 이루어지지 못할 뿐 아니라, 중독을 치료하는 것만으로는 큰 의미가 없다. 삶의 문제와 중독은 서로를 악화시키면서 진행하므로 두 문제에 동시에 접근해야 한다.

많은 만성 질환에서 치료는 신체적 상태를 원래대로 회복하는 것을 넘어서, 병으로 인해 제한되었던 생활 기능을 회복시키는 것까지 확장된다. 이것이 재활 치료다. 가족에게서 버림받고 무너진 생활의 터전을 재건해 주는 공동주거 시설은 중독과 삶의 문제에 동시에 접근하는 재활 치료의 예다.

참고 문헌

Miller R 등 (1999) Motivational Enhancement Therapy Manual(Project Match Monograph Series #2). Rockville, NIAAA

에이에이한국연합(http://www.aakorea.org/)

기선완 등 (2019) 정신사회적 치료 (in 한국중독정신 의학회 편, 중독정신 의학 2판. 서울, 아이엠이즈 컴퍼니)

노성원 (2019) 약물치료 (in 한국중독정신 의학회 편, 중독정신 의학 2판. 서울, 아이엠이즈 컴퍼니)

16

중독 약물 각개 격파

이번에는 중독을 일으키는 대표적인 약물을 하나하나 살펴보겠다. 그 시작은 알코올이다.

알코올

알코올(에탄올, ethanol)은 많은 사회에서 식품 혹은 기호품으로 간주되어 합법적으로 유통된다. 술은 4~50%의 에탄올을 포함하는 음료다. 에탄올은 음료 이외에도 소독제, 화장품 등의 용매, 시약, 연료 등으로 사용되는데, 알코올 의존 환자는 술을 구할 수 없을 때 비음료 에탄올을 마시기도 한다. 에탄올은 **중추신경계 억제제**에 속하며 신경안정제들과 비슷한 효과를 갖는다.

소량 음주하면 불안이 감소하고 주의력이 떨어진다. 음주량이 늘어남에 따라 행동 저하, 의식 저하, 수면, 혼수 등 억제 반응이 두드러진다. 간혹 **탈억제**를 일으켜서 공격적 행동을 활성화할 수도 있다.

술은 알코올 농도도 다양하고 술잔의 크기도 다양하다. 독한 술을 마시는 잔이 더 작다. 우연찮게도 술의 알코올 농도와 전용 잔 크기는 반비례하는 경향이 있다. 그래서 한 잔에 들어가는 에탄올 함량은 술의 종류와 관계없이 비슷해서 대개 12g 정도다. 이 양을 **표준 잔**(standard drink)이라 부른다. 이를 이용하면 여러 종류의 술을 마셨을 때 알코올 섭취량을 가늠할 수 있다. 맥주 3캔과 위스키 3잔을 마셨다면 총 6잔, 에탄올로 70g을 마신 것이다. 단, 소주는 잔 크기 변화 없이 계속 농도가 낮아져서, 요사이 소주 1잔에는 에탄올이 8g 밖에 안 들어 있다.

알코올이 일으키는 정신적-행동적 질환

급성 중독

술은 적당히 마셨을 때는 불안이 줄고 즐거워지지만, 이 단계를 지나면 감정 통제의 어려움, 공격성, 주의력 저하, 판단력 저하 등이 나타난다. 이런 상태에서 교통사고, 추락, 폭력, 자살 기도 등이 일어난다.

신경학적 증상으로 초기에 구음 장애[술 취한 발음], 운동 실조[비틀거림]가 생기다가 졸려하고, 반응이 느려지고, 심하면 혼미 상태에 이른다. 그러나 술 냄새를 풍기면서 의식이 혼미한 사람에서, 의식 혼미의 실제 원인은 음주 후 사고에 의한 뇌손상이나 토사물에 의한 질식 등 알코올 자체가 아닐 수도 있다.

흔하지는 않지만 극소량의 알코올 섭취 후 평소에는 하지 않았던 공격적 행동 등 현저한 행동장애를 보이는 경우가 있다. 종료 후 그 기간에 대한 기억 상실도 있다. 대개 돌발적으로 시작되며 수시간 내에 끝난다.

음주 후 의식이 깨끗한 상태에서 정상적으로 보이는 행동을 했지만 본인은 술이 깬 뒤 이 기간 중 자기가 한 일에 대해 전혀 혹은 일부 기억하지 못하기도 한다. 이를 **블랙아웃**(필름 끊김)이라고 한다. 아침에 잠이 깬 뒤 '노래방 간 것까지는 기억나는데 집에 어떻게 왔는지는 모르겠다'는 상태로 출근해서 동료들한테 물어보니 '네가 어제 혼자서 술값 다 냈잖아'라는 소리를 듣는 식이다. 작용 기전이 비슷한 수면제도 블랙아웃을 일으킨다. 수면제 복용 후 잠들었는데, 아침에 일어나 보니 냉장고에서 음식을 꺼내 먹은 흔적은 남아 있지만 밤에 먹었다는 것은 전혀 기억나지 않는 식이다.

금단

오랫동안 꾸준히 많이 마시던 사람이 음주를 중단한지 몇 시간 이내에 발생한다. 자율신경계 항진[혈압상승, 식은땀, 가슴 두근거림], 불안, 자극 과민성 등으로 시작하고 손, 혀, 눈꺼풀 등이 떨린다. 이후 시간이 지나면서 전신성 경련[간질 발작]이나 섬망[환각 및 의식 저하] 등 위험한 상태로 진행할 수 있다. 심한 증상 없이 금주 뒤 상당 기간 불면, 불안, 우울감 등만 나타나는 경우도 알코올 금단일 수 있다. 알코올 금단은 적절한 치료로 예방하거나 경과를 가볍게 할 수 있다.

알코올 금단 시의 섬망은 심한 손 떨림을 동반하므로 **진전 섬망**(震顫譫妄, delirium tremens)이라 한다. 진전섬망은 응급실에서 흔히 볼 수 있다. 적절한 치료가 없으면 치명적일 수 있지만, 금단 초기에 적절한 치료로 예방 가능하다. 환자의 의식 수준은 혼미할 때도 있고 깨끗해 보이기도 하는 등 자주 변한다. 환시를 겪는데, 수많은 움직이는 곤충이나 작은 동물 등이 보인다. 따라서 심한 공포감에 사로잡혀 도망치려다가 낙상 사고가 일어나기도 한다. 수면에도 심한 장애가 있다. 치료 받으면 수 일 내에 회복되지만 적절한 치료가 없으면 베르니케 뇌증-코르사코프 증후군으로 영구적 장애를 남길 수 있다.

베르니케 뇌증과 코르사코프 증후군

베르니케 뇌증은 진전섬망을 겪은 뒤 나타나는 수가 많지만, 알코올 의존과 관계없이도 발생할 수 있다. 신경학적 증상으로 안구마비[시선으로 대상을 추적할 수 없음], 운동 실조, 안구 진탕[안구가 흔들림], 동공의 이상, 구음 장애 등이 나타난다. 치료하지 않으면 사망률이 15~20%에 이른다. 알코올 자체의 독성 및 비타민 B1 결핍에 의한 뇌 백질 변성이 원인으로 생각된다. 다량의 비타민 B군 공급 및 보존적 치료로 수일에서 수주 내에 회복되는데, 제대로 치료되지 않으면 **코르사코프 증후군**이나 치매로 진행할 수도 있다.

알코올 유발 지속적 기억 장애(코르사코프 증후군)는 심각한 기억 장애로 치매와 다른 점은 '새로운 것을 기억하는 것' 이외의 다른 부분은 어느 정도 기능이 유지된다는 점이다. 예컨대 입원 환자가 주치의가 누구인지 기억은 못하지만, 자신에게 다가오는 의사는 주치의일 것이라는 추론은 할 수 있어서 진찰에는 적절히 응대하는 식이다. 기억 장애가 심하면 자신이 식사했는지, 약을 먹었는지조차 기억 못하므로 독립적 생활이 불가능하다. 기억 장애 때문에 **작화증**[作話症: 이야기를 꾸며 냄]이 생긴다. 없어진 기억을 대신해서 가짜 기억이 머리를 채우고 있는데, 환자는 그 기억에 의거해서 이야기하므로 결국은 꾸며낸 이야기가 된다. 그러나 당사자는 기억이 가짜라는 것을 모른다. 이

가짜 기억은 순간순간 바뀐다.

만성적 알코올 사용은 치매의 위험 요소로 잘 알려져 있다. 그러나 알코올이 원인인 치매와 다른 원인에 의한 치매 사이에 증상적 구분점은 없다. 치매의 원인은 다양하므로 만성 음주자가 치매에 걸렸더라도 음주를 치매의 직접적 원인으로 단정하기 어려운 경우가 많다.

그밖에도 환청을 동반한 정신병, 우울증, 조울증, 불안장애 등 다양한 정신과적 상태가 만성 알코올 사용이 원인이 되어 발생할 수 있다고 알려져 있다.

알코올 의존

알코올 의존, 즉 알코올 중독은 여러 가지 약물 의존 중 한 가지일 뿐이다. 그러나 알코올 의존은 매우 흔하고 의학적-사회적 영향은 다른 모든 약물들을 압도한다. 알코올 의존은 다른 중독성 질환을 이해하고 치료할 때 전형(典型)이 되기도 한다. 알코올 의존이라는 한 가지 진단을 하더라도 개인마다 양상은 많이 다르다.

알코올 의존은 음주량과 빈도를 측정해서 진단하는 것이 아니라 음주에 대한 태도 및 행동 양상에 따라 진단한다. 가장 간단한 도구인 케이지(CAGE)는 각각 Cut-down[술을 끊어야 한다고 스스로 생각하느냐], Annoyed[주위 사람들이 술 끊으라고 자꾸 간섭하느냐], Guilty[술 마시는 것에 죄책감을 느끼느냐], Eye-opener[아침에 눈 뜨면 술부터 찾느냐]의 네 문항으로 구성된다. 언제 어디서건 시행할 수 있는 간단한 것이다. 이 항목 중 두 가지 이상에 해당하면 알코올 의존일 가능성이 높다. 알코올 클리닉에서는 세계보건기구가 추천하는 AUDIT(Alcohol Use Disorder Identification Test) 등 더 전문적인 평가 도구를 일차적으로 사용한다. 최종 진단시에는 AUDIT 점수 이외의 다양한 요소도 고려된다.

그렇다면 알코올 중독자는 어떤 사람들인가? 알코올 의존 환자의 일부, 특히 전형적 타입2 환자는 폭력, 노숙, 게으름 등 '알코올 중독자(alcoholics)'의 전형에 부합하지만, **대개의 환자는 술 때문에 생활에 문제를 갖고 살아가는 사회인들이다.** 타입2의 부정적인 정형화 때문에, 환자는 자신의 음주 문제를 부정하거나 자기혐오에 빠지거나 치료에 대해 **양가감정**을 갖게 된다. **환자에게는 치료 받아서 건강해지고 싶은 마음과, 알코올 중독자라고 낙인이 찍히고 싶지 않은 마음이 공존한다.** 이런 문제를 이해하고 개입하지 않으면 환자가 치료를 찾지 않거나 어렵사리 시작된 치료에 머무르지 않아 건강을 회복할 기회를 잃는다.

실제로 에탄올은 오피오이드 약물 또는 중추신경계 자극제 등 다른 의존성 약물에 비해 의존을 일으키는 힘이 훨씬 약하다. 그럼에도 알코올 의존 환자가 압도적으로 많은 것은, 알코올

의 접근성이 매우 높기 때문이다. 편의점이 널려 있는 우리나라 대부분의 지역에서는 24시간 주류 구입이 가능하다. 물리적 접근성뿐만 아니라 심리적 접근성도 중요하다. 우리나라처럼 음주 및 음주 후 문제 행동에 대해 관대한 사회는, 알코올에 대한 심리적 접근성이 높다.

알코올 의존의 치료

어느 병이나 마찬가지지만, 환자가 치료 받겠다는 동기를 가져야 질병은 잘 치료된다. **알코올 의존의 치료를 위해 필요한 것은 '술을 끊자'는 결심보다는 '치료를 받아 보자'는 결심이다.** 치료 목표도 술을 끊는 것이 아닌 건강하고 행복한 삶을 사는 것이지만, 이를 위한 수단으로 술을 끊어야 하는 경우가 많다. 그러나 금주에는 성공하더라도, 환자의 기능적 상태, 삶의 질, 환자 및 가족의 주관적 만족도 등이 잘 회복되지 못하면 좋은 치료가 못 될 수도 있다.

치료의 목표는 완전한 중단 또는 조절된 음주다. 많은 임상적 경험들은 알코올 의존에서는 완전한 금주만이 치료라고 보게 한다. 입원이 필요했던 중증 환자의 다수가 장기간 금주 뒤에도 한 번의 음주만으로 다시 조절 불능 상태에 빠지는 등 조절된 음주가 불가능했기 때문이다. 헤로인이나 필로폰은 어두

운 문화에서 유통되는 재화이므로 일반 시민들은 이것들을 접하지 않고 살아간다. 따라서 완전히 중단하는 것은 문화적으로 타당한 요구이며, 의학적으로도 가장 확실하고 환자의 전반적 안녕과도 부합한다.

반면 알코올은 인류 문화의 밝은 쪽에서 유통되는 재화이므로, 일반적인 사회인이라면 알코올과 완전히 차단된 상태에서 생활하는 것이 불가능하다. 의존 대상을 일상 생활에서 접하면서도 전혀 하지 않고 지내는 것은 매우 어렵다. 그런데 **항갈망제 약물의 등장과 함께, 일부 환자에서는 완전히 금주하지 않더라도 정신적-사회적-신체적 건강 유지가 가능하게 되었다.** 심각도가 낮고 초기 상태인 경우, 가끔씩 폭음하는 타입에서 특히 그렇다. 알코올 의존의 치료 성공을 완전한 금주에 한정하는 경우 치료 효과는 매우 실망스러운 수준이지만, 음주 감소 및 신체-정신적 건강의 증진을 목표로 보는 경우 70%정도에서 효과를 거둔다.

해독 치료
알코올 금단은 생명을 위협할 수도 있는 상태이므로 철저한 예방 및 치료가 필요하다. 음주력 청취 및 진찰을 통해 금단이 발생할 가능성을 확인하는 것이 중요하다. 해독 치료용 약물로는 에탄올과 같은 중추신경계 억제제인 벤조디아제핀계 약물을 흔히 사용한다. 내성이 생겨 있으므로 매우 높은 용량이 필요할 수 있다. 그와 함께 뇌를 보호하기 위해 다량의 B 군 비타민제를 사용한다. 소뇌 변성, 베르니케-코르사코프 증후군 등을 예방하기 위해서 특히 중요하다. 이후 단계가 알코올 의존에 대한 본격적 치료다.

약물치료

알코올 의존 치료에 최초로 사용하였던 약물인 **디설피람**은 알코올의 독성 대사산물인 아세트알데히드의 혈중 농도를 높인다. 이 약물을 복용한 뒤 술을 마시면 매우 불쾌한 체험을 하며 혈압저하에 의한 쇼크 등 위험한 상황에 빠질 수도 있다. 그러므로 이 약물을 복용하는 중에는 음주가 불가능하다. 디설피람은 갈망감을 조절해 주는 약물이 아니므로, 약물을 사용하지만 엄밀하게는 약물 치료보다는 행동 치료에 가깝다.

알코올에 대한 길항제로는 오피오이드 길항제인 **날트렉손**이 사용된다. 금주약이 술을 못먹게 하는 약인 반면 날트렉손 사용 중에는 음주가 가능하므로 역설적으로 순응도가 더 높다. 치료의 목표는 금주보다는 음주 횟수 및 음주량의 감소에 있다. 그러나 이 약물을 사용하는 사람의 상당수는 술을 끊는다. 더 정확하게는 술에 대한 관심이 없어진다. 환자들은 '술 맛이 없어진다'라 보고한다. 갈망감을 억누르면서 살아야 하도록 만드는 디설피람보다 더 자연스럽게 문제를 해결할 수 있다.

아캄프로세이트는 효현제로 사용된다. 금단 증상을 완화키는 약이다. 손 떨리고 식은 땀 나는 급성기 신체적 금단 증상이 아니라, 단주 뒤에도 장기간 지속되는 애매한 갈망감인 **마른 주정**을 감소시킨다. 단주한 지 제법 되었지만 문득 떠오르는 한잔 하고 싶은 생각을 줄여서 음주 재발을 막는다.

정신사회적 치료

알코올 의존의 정신사회적 치료로 대표적인 것은 **익명의 알코올 중독자들(AA)** 및 여기서 파생된 치료법, **인지 행동 치료(CBT)**, **동기 강화 치료(MET)** 등이다. CBT는 알코올 의존뿐만 아니라 다양한 정신 질환의 표준적 심리치료다. MET는 보다 알코올 의존에 특화되어 있으나 다른 약물 의존에도 차용된다. AA는 알코올 의존 치료를 위해 환자들 스스로가 만드는 공동체인데 도박 중독이나 헤로인 의존도 비슷한 개념의 치료적 공동체 활동이 있다.

참고 문헌
김성곤, 김시경, 김양태, 정우영 (2019) 알코올 중독 (in 한국중독정신 의학회 편, 중독정신 의학 2판. 서울, 아이엠이즈 컴퍼니)

중추신경계 억제제

중추신경계 억제제(cental nervous system depressants)는 흔히 신경안정제라 불리는 약물을 말한다. 치료적 용량에서 중추신경계 억제제는 불안을 감소시킨다. 정신건강의학과에서 진료 받는 상당수의 환자들이 여러 이유로 이 계통의 약물을 복용한다. 대표적인 약물로는 **진정제**(sedatives), **수면제**(hypnotics), **항불안제**(anxiolytics), **항경련제**(anticonvulsants) 등이 있다. 정맥 주사 제형은 **마취제**(anesthetics)로도 사용한다. 이 분류는 약리학적 특성에 따른 분류가 아니라 한 약물이 주로 어떤 용도로 사용되어 왔느냐를 고려한 관습적 분류다. 이 분류에 따라 약물의 용도가 결정되는 것은 아니어서, 항경련제로 분류되는 약물이 수면유도를 위해 처방되는 경우도 흔하다.

가장 흔히 쓰이는 약물은 화학적으로 **벤조디아제핀**(benzo-diazepine) 계통이다. 벤조디아제핀계 약물의 종류는 매우 많지만 효과 면에서 큰 차이는 없다. 약물 종류에 따라서 작용 시간이 얼마나 빠른지, 작용 기간이 얼마나 긴지, 역가(力價)가 얼마나 강한지 등은 다르다. **프로포폴**(propofol)이나 **졸피뎀**(zolpidem)은 벤조디아제핀이 아니지만 속효성 벤조디아제핀과 비슷한 특성을 갖는다.

용량이 높아지면 주의력을 떨어뜨리고, 의식 수준 저하를 일으켜서 수면에 이르게 한다. 놀랍게도 이 약물의 효과는 알코올의 효과와 거의 일치한다. 게다가 알코올과 같이 사용하면 약효가 더 높아진다. 알코올처럼 남용 가능성도 있다. 내성도 생기는데, 알코올과 중추신경계 억제제는 **교차 내성**을 갖는다. 만성 음주자는 이전에 수면 마취제를 사용해 본 적이 없음에도 이미 내성이 생겨 있어서, 수면내시경 마취가 실패하기도 한다. 이 점을 역으로 이용하여, 알코올 의존을 해독 치료할 때 알코올이 아닌 중추신경계 억제제를 사용한다.

중추신경 억제제가 일으키는 정신적-행동적 질환

급성 중독

고용량 사용시 증상은 술에 취한 것과 비슷하다. 주의력이 떨어지고 환경에 반응하지 않고 잠드는 식이다. **탈억제**가 일어나서 과격한 행동을 하는 경우도 간혹 있다. 음주 뒤 난폭해지는 것과 비슷하다. 높은 용량을 한꺼번에 투여하면 호흡 억제가 일어날 수 있지만, 벤조디아제핀의 경우 위험도가 그리 높지는 않다. 다만 술과 같이 사용하면 위험도가 커진다. 벤조디아제핀 과량 사용으로 호흡 억제가 왔을 때 증상을 역전시킬 수 있는 특이적 해독제가 있어서 응급실에서 사용된다.

금단

알코올이 금단을 일으키듯이 이 계통의 약물도 고용량을 오래 쓰다가 갑자기 중단하면 금단을 일으킨다. 금단 증상은 알코올 금단 증상과 비슷하다. 심한 경우 경련이나 섬망 등으로 생명이 위험할 수도 있다. 가벼운 금단은 불안, 불면, 악몽 등으로 나타나는데, 약물을 치료적으로 사용하게 만든 정신 증상들이 재발하는 것과 구분이 어려울 수 있다. 금단을 막기 위해서, 2주 이상 이 약물을 사용한 뒤에는 수 주에 걸쳐 서서히 감량해야 한다.

알코올 금단 증상	오피오이드 금단 증상
자율신경 항진(식은땀, 맥박수 분당 100회 이상) 손 떨림 불면 구역, 구토 일시적인 시각, 촉각, 청각성 환각 또는 착각 정신운동 초조 불안 전신성 경련(대발작)	근육통 안절부절 못함 불안 눈물, 콧물, 땀흘림 불면 설사 복통 소름돋음 동공산대(눈 검은자가 커짐) 심장이 빨리 뜀 혈압 상승

[표] 알고올과 오피오이드 금단 증상의 상세

중추신경계 억제제를 장기간 지속적으로 사용하는 것은 교과서적으로는 권장되지 않으나, 실제 임상에서는 수년 이상 지속 사용하는 경우도 흔하다. 약 처방의 이유가 된 정신 증상이 지속적인 것이기 때문이다. 그러나 처방의가 주의하고 환자가 협조하면 내성 발생을 최소화하면서 안정된 장기 처방이 가능하다. 오피오이드와 달리, 치료적 효과에 대한 내성은 잘 발생하지 않는다.

남용 양상

졸피뎀

졸피뎀은 경구제 중에서 가장 속효성인 약물의 하나로 주로 수면제로 사용된다. 약물 복용 후 30분이면 잠들고 4~5시간 수면 후 깔끔하게 잠이 깨기 때문에 불면증에 많이 사용되고 있다. 그러나 속효성인 만큼 경구제제 중에서는 의존성이 매우 높다. 경구제제지만 다량 복용하면 하이를 느낄 수도 있다. 장기간 사용하면 수면 유도 효과에 내성이 생겨서, 고용량을 투약해도 잠은 들지 않고 기분 변화만 느끼기도 한다. 이렇게 해서 졸피뎀 남용이 발생한다. 정규적 처방에 의해 사용하였더라도 **오랫동안 졸피뎀을 사용하던 사람은 중단하기가 매우 어렵다.** 중단시 심한 불면증이 생기기 때문이다.

졸피뎀은 복용 후 효과가 시작되고 지속되는 시간이 알코올과 매우 비슷하다. 졸피뎀을 복용한 사람은 술 마시고 푹 자는 것과 비슷한 체험을 하게 된다. 더구나 졸피뎀은 알코올처럼 **블랙아웃**도 잘 일으키는 약이다. 졸피뎀처럼 효과 빠른 수면제인 **잘레플론**(zaleplone), **s-조피클론**(s-zopiclone), **트리아졸람**(tri-azolam) 등도 비슷한 특성을 공유한다.

프로포폴

정맥 주사 마취제로 널리 사용되는 약물이나 우리나라에서는 남용 가능성 때문에 강력하게 통제받는다. 주사 속도와 용량에 따라 다르지만, 주사 시작 후 수 분 내에 극도의 편안함을 느끼다가 의식을 잃는다. 이 편안한 느낌이 프로포폴은 남용하도록 만든다. 의식을 잃은 상태에서는 피부 절개 등 수술적 처치를 해도 인식하지 못하고 반응도 보이지 않으므로 마취된 것으로 볼 수 있다. 마취 장비 및 호흡 관리가 필요한 흡입마취제에 비해 쉽게 사용할 수 있으므로 소규모 수술이나 수면내시경 등 처치할 때 사용된다.

프로포폴은 정맥 주사제이므로 병원내에서만 처방되고 사용되는 약인데, **의학적 사용을 가장한 남용이 꽤 있으리라 추정된다. 환자와 의료진의 도덕적 해이와 관계된다.** 환자는 남용 목적으로 병원에 내원하고, 의료진은 치료적 처치를 위해 프로포폴을 투여한 것으로 의무기록에 남기는 식이다. 프로포폴과 비슷한 정맥 마취제인 **미다졸람**(midazolam)이나 **에토미데이트**(eto-midate)도 비슷한 양상으로 남용되곤 한다.

의학적 필요에 의해 처방 받아서 장기적으로 꾸준히 사용하는 경우는 의존된 것은 맞지만, 치료적 목적이 분명하고 신체적-정신적 위해를 일으키지 않으므로 임상적 의미는 크지 않다. 의존이라 진단하지도 않는다. 그러나 처방 받은 환자중 일부는 시간이 지나면서 "이제 약이 잘 듣지 않으니 늘려서 처방해달라"는 요구를 하게 되는데, 처방의의 고민이 필요한 순간이다. 끝없는 증량 요구의 출발이 될 수도 있기 때문이다. 요사이는 처음부터 암시장을 통해 중추신경계 억제제들이 거래되기도 한다. 암시장에서 인기있는 약물은 역가가 높고 작용 시간이 빠른 약물들이다.

여러 종류의 약제들 중 **남용 및 의존 가능성과 관계된 가장 큰 요인은 복용 후 작용 시간이 빠른 것이다.** 따라서 프로포폴 등 정맥 주사제가 위험성이 가장 높아서 억제제 남용의 핵심적 약물이 되었다. 대개의 경구 약물은 처방대로 복용할 때 남용 약물이 주는 쾌감을 느낄 수 없으나 남용적 방법으로 사용하면 일종의 하이를 느낄 수 있다. 예컨대 약물을 빻아서 알루미늄 포일 위에 놓고 아래서 가열해서 흡인하는 등의 방법으로 남용한다.

오피오이드

오피오이드(opioids)는 양귀비 (학명: Papaver somniferum)의 수액 인 **아편**(阿片, opium)에서 유래한 약 물 및 이와 유사한 작용기전을 갖 는 약물들이다. 의료용 약물 중 에는 **모르핀**(morphine) **코데인**(co-deine), **옥시코돈**(oxycodone), **펜타닐**

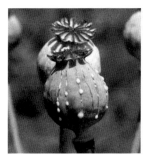

[그림] 양귀비 수액

(fentanyl), **메사돈**(methadone), **부프레노르핀**(buprenorphine) 등이 여기 속한다. 오피오이드는 의존성 약물의 대표 주자다.

오피오이드는 주로 진통제로 사용되는데, 진통제 용량에서 는 향정신성 작용이 별로 없다. 더 높은 용량에서는 나른한 졸 림, 편안함, 기분 좋음 등의 긍정적 느낌을 일으킨다. 그러나 구 역질 등 불쾌감을 느끼는 사람도 있다. 불법 오피오이드의 대 표격인 **헤로인**(heroin)은 정맥 주사로 사용하는데, 강력한 하이 를 느끼기 위한 것이다. 그러나 만성적 헤로인 사용자들은 긍정 적 느낌보다는 금단의 불쾌감이 약물을 사용하는 동기가 되기 도 한다. 종류에 관계없이 **과량 투여 시 의식 저하 및 호흡 억제 를 일으켜 사망에 이르게 하므로 오피오이드는 매우 위험한 약 물이다.** 헤로인 정맥 주사는 특히 위험하다. 요사이는 헤로인보 다 훨씬 역가가 높은 펜타닐이 유행하면서 펜타닐에 의한 사망자가 증가하고 있다.

다른 약물과 비교한 오피오이드의 특징은, 매우 높은 수준의 **내성**이 생긴다는 점이다. 치료적으로 사용할 때도 남용할 때도 마찬가지다. 오랜 기간 사용하다 보면, 같은 진통 효과를 얻기 위해 처음 사용했을 때보다 100배 이상의 약물이 필요할 수도 있다. 반면, 오랫동안 약물을 중단하면 내성이 감소하는데 이런 사람이 과거 내성이 높았을 때만큼의 약물을 갑자기 사용하면 사망에 이를 수도 있다.

고순도 아편의 등장

아편은 **양귀비**의 씨방에서 얻은 수액을 건조한 것이다. 아편에 포함된 성분 중 가장 중요한 것이 모르핀이다. 모르핀은 강력한 진통작용을 가지며 기침을 멎게 하고 설사도 멎게 한다. 이런 효과 때문에 양귀비 및 아편은 기원전부터 의약품으로 사용되어 왔다.

그런데 **고순도의 아편이 흡연 형태로 사용되면서부터 사회적 문제가 발생했다.** 흡연하는 고순도 아편은 강력한 향정신성 작용, 하이가 있으며, 중단하려 할 때 금단도 심해서 중단하기 어렵다. 18 세기 영국은 청에서 비단, 도자기, 차 등의 사치품을 수입하면서 막대한 무역 적자를 기록하고 있었는데, 식민지

인도에서 생산한 고품질 아편을 청에 팔면서 일거에 무역수지를 역전시켰다. 청에서 아편의 수요는 19세기 전반기에 폭발하는데, 수많은 사람들이 아편에 의존되어 아편 없이는 살아갈 수 없게 되었기 때문이었다. 무역수지 적자뿐만 아니라, 아편이 건전한 사회인들의 삶을 무너뜨리고 폐인을 양산했다는 것도 문제였다. 청은 결국 아편을 금지시키고 영국 상인들이 가지고 있던 아편을 몰수하였고 이것이 **일차 아편전쟁**(1839)의 계기가 되었다. 이런 역사를 통해 오피오이드 약물은 사회적 통제가 필요함이 드러났다.

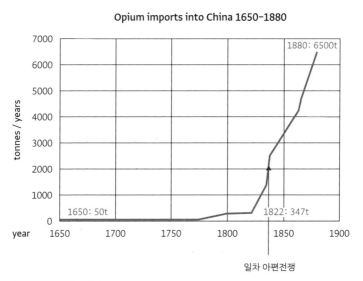

[그림] 청의 아편 수입량

마약의 제왕 헤로인

오피오이드는 세계의 모든 나라에서 강력하게 규제하지만, 통증 치료를 위해 필수적인 약물이기도 하다. 제약업계는 오피오이드 진통제를 꾸준히 개발하여 왔다. 그중 하나가 헤로인이다. 헤로인은 모르핀으로부터 합성되는 약물로, 모르핀보다 진통작용이 강하다. 그러나 불행하게도 이 약물은 합법적 시장에서 퇴출되어 불법 약물 시장의 핫 아이템으로서만 살아남게 된다. 최근 펜타닐에 그 위치를 내주기까지 수십 년간 헤로인은 마약의 대표 주자였다. 여러 나라에서 약물 문제는 곧 헤로인 문제였다. 약물 문제가 심각한 미국이나 유럽은 물론, 양귀비 주산지인 동남아 등에서도 헤로인은 가장 핵심적인 약물이다. 모르핀으로부터 합성되므로 양귀비 재배가 있어야 헤로인 생산이 가능하다.

헤로인은 정맥 주사로 사용하는데, 정맥 주사는 고용량의 약물을 한꺼번에 뇌에 전달할 수 있는 매우 강력한 투여법이다. 주사된 약물이 뇌를 지날 때의 강력한 느낌인 하이는 약물의 수용체 작용기전만으로는 설명할 수 없고, 한 번 맛보면 끊을 수 없는 강력한 쾌감이다. 흡연도 비슷하게 강력한 투여법인데, 한 국가의 무역 수지를 뒤집을 정도로 폭발적인 아편 수요는 아편이 흡연으로 소비된 것과 관계된다. 그런데 하이는 일회성이므로 또 다시 느끼기 위해서는 주사를 또 맞아야 한다. 이렇게 하다 보면 체내에 약물이 쌓이는데, 과량 투약된 헤로인은 곧 호흡 억제에 의한 죽음으로 이어지게 한다. 헤로인은 수많은 사람의 목숨을 빼앗은 약물이다. 또한 헤로인은 폐쇄적으로 유통되고 그룹 내 여러명이 모여서 하는 경우가 많은데, 이때 한 사람이 사용한 주사기를 다른 사람이 사용하게 되면서 오염된 혈액을 통해 **C형 간염**이나 **후천 면역 결핍증**(에이즈, AIDS) 전염이 일어난다. 이런 감염은 심각한 공중 보건 위기를 만든다. 헤로인이 유행하는 사회에서는 보건 정책으로 약물 사용 단속이 아닌, 감염 예방을 위한 일회용 주사기 공급이 시행되기도 한다.

치료용 오피오이드의 전용(轉用, diversion)

헤로인을 뒤이어 합법 오피오이드들이 약물 남용의 시장에 등장한다. 의약품 규제 당국의 승인을 얻고 제약사를 통해 시판된 약들이다. 오피오이드 약물도 상품이므로, 강력하게 광고되고 팔리는데 와중에 문제가 생긴다. 이 약물들은 의존성이 있음이 잘 알려져 있고 승인 조건도 의존성에 대한 대책을 전제로 한 것이므로, 의료진이 의존을 경계하는 분위기에서는 널리 사용되기 힘든 약이었다. 그러나 '통증 때문에 약물을 사용하는 사람은 중독되지 않는다'등 근거가 부족한 제약사 자료에 의해 약물이 마케팅 되면서 약물의 처방은 늘어났다. 심지어 오피오이드 진통제를 많이 쓰는 나라가 선진적 의료 시스템을 갖춘 곳이라는 뉘앙스의 자료도 유통되었다. 이 자료에 의하면 미국, 캐나다, 호주 및 서유럽 국가들에서 오피오이드 처방이 많다. 처방이 압도적으로 많은 나라는 미국이다. 2010년대 중반에는 인구 100명당 4명 분의 오피오이드 처방이 매일 이루어졌다. 2위인 독일의 두 배에 근접하며, 우리나라의 10배 이상이다. 그 결과 오피오이드가 공중 보건에 미치는 위험이 가장 큰 나라도 미국이다.

처방 건수가 늘어나면 비의료적 사용, 전용도 늘어난다. 처방 자체는 적합하더라도 여러 병원에서 처방 받아 한꺼번에 투약하거나, 원래 사용법이 아닌 다른 방법으로 투여하거나, 처방 받은 약물을 암시장으로 유통시키는 사태가 일어난다. 미국에서 문제를 일으켰던 대표적인 의료용 약물은 옥시콘틴이다. 옥시콘틴은 강력하면서도 안전한 진통제라는 광고와 함께 의사들에게 프로모션되었고, 오피오이드 진통제를 사용할 필요가 없거나 사용해서는 안되는 두통, 요통 등 만성통증 환자들에게 무분별하게 처방되었다. 결국 많은 환자들이 옥시콘틴에 의존하게 되었다. 이들은 마약을 사용하려는 의도가 없이 통증 때문에 병원을 방문하였던 사람들이다. 환자들이 의존되었음을 비로소 깨닫게 된 의사들은 처방을 해 주지 않으려 했지만, 이미 의존된 환자들은 더 이상 처방을 못 해 준다는 주치의를 떠나서 원하는대로 처방해 주는 소수의 의사에게 갔다. 이들을 통해 엄청나게 많이 처방된 약물은 환자가 사용하기도 했지만 불법 시장으로 흘러가기도 했다. 이 사태의 흐름이 알려진 뒤 옥시콘틴 의존 피해자들은 제조사에 대규모 손해 배상을 청구했고 결국 제약사는 파산했다.

신흥 강호 펜타닐

옥시콘틴 다음으로 남용의 세계에 등장한 합법 약물은 펜타닐이다. 최근 미국에서 펜타닐은 헤로인마저 밀어 내고 있다. 강력한 효과에 값도 싸기 때문이다.

펜타닐은 마취 보조 주사제로 사용되거나 만성 통증에 대해 피부에 붙이는 패치 제제로 사용되는 약물이다. 마취 보조제는 마취시 단 한 번 사용해서 의식을 잃도록 하므로 사용자는 약물의 효과를 느낄 여지가 없고 의존도 일어나지 않는다. 더구나 전적으로 병원 수술장 안에서만 사용되는 약물이므로 전용 가능성도 높지 않다. 패치 용법은 정맥 주사나 흡연과 대조되는 중독성이 낮은 방법이다. 피부에 부착한 약물이 며칠에 걸쳐 매우 서서히 체내에 공급되기 때문에 하이를 일으키지 않는다. 그런데 남용자들 사이에서 패치 제제를 속효성으로 바꾸는 신박한 사용법들이 개발되어 패치로도 하이를 얻을 수 있게 되었다. 처방의는 남용으로부터 안전하다고 생각하면서 패치를 처방했는데 실제로는 헤로인 주사처럼 사용되는 것이다.

우리나라에서 펜타닐 남용의 또 한 갈래는 **구강 점막 제제**와 관계된다. 구강점막을 통한 투여는 정맥 주사나 흡연만큼은 아니어도 매우 속효성인 투여법이다. 말기 암 환자들에게 갑작스럽게 찾아오는 절망적 통증에 긴급하게 대처하기 위한 약물이므로 효과가 빨리 나타나는 것이 중요한데 속효성은 곧 의존성을 의미한다. 이 약물은 암 환자가 고통 없이 존엄을 유지하며 삶을 정리하는 것을 돕기 위한 것이다. 그런데 앞으로 삶이 수십 년 남은, **복합 부위 통증 증후군**(CRPS) 등의 만성 질환 환자에게 이 약물이 사용되면서 또 한 무리의 의존 환자가 병원에 의해 생겨났다. 오피오이드의 진통 효과에는 내성이 금방 생기고 내성은 거의 무한정 올라가기 때문에 나중에는 의사가 처방하기 무서울 정도가 된다. 더 이상의 처방을 망설이는 의사에게 왜 처방을 더 해 주지 않느냐고 항의하고 진료실에서 드러눕는 환자들이 나타난다. 통증의 객관적 소견 없이 무작정 통증만 호소하면서 약물을 더 처방 해달라고 요구하는 환자에게서 약물을 구하는 동기가 진짜 통증 때문인지 남용하기 위한 것인지 구분하기는 쉽지 않다.

펜타닐 이후의 세계

우리나라에는 헤로인이 거의 없었지만, 합법적 펜타닐이 전용되면서 오피오이드 남용 및 의존이 문제가 되기 시작했다. 그래도 이 문제는 생산과 공급, 처방이 모니터링되는 합법의 영역에서 출발한다. 우리나라는 환자가 약물을 중복 처방을 받는지 처방의가 알 수 있는 전산 시스템을 갖추고 있으므로 특히 도움이 된다.

새로운 추세는 어둠의 제약사들이 만든 펜타닐이 처음부터 암시장을 통해 공급되는 것이다. 펜타닐은 모르핀을 원재료로 만들어지는 것이 아니므로, 양귀비를 재배하지 않는 지역에서도 만들 수 있어서 생산지가 다원화되었다. 가격은 청소년들의 용돈으로도 구할 수 있을 정도로 저렴하다. 더구나 경구제제로 팔리므로, 주사의 위험성을 겁내는 젊은이들에게 안전한 약물로 보이는 효과까지 있다. 그러나 펜타닐은 워낙 강력한 약물이므로, 경구 투여도 위험하다. 불법 유통되는 약물들은 함량을 정확하게 알 수 없으므로, 겉보기에는 똑같은 양의 약물이라도 실제 포함된 유효 성분의 농도는 큰 차이가 날 수 있다. 우연히 구한 순도가 높은 약물을 그동안 사용하던 약물과 비슷한 것이라 어림잡아 사용하면 과량 복용으로 사망할 수 있다.

미국에서는 불법 펜타닐이 나타난 후 오피오이드에 의한 사망자수가 급격히 증가하여 최근에는 연 십만 명이 넘었다고 한다. 소수의 의존자들이 폐쇄된 공급망 속에서 헤로인을 정맥 주사로 투여하던 패턴에서, 청소년을 포함한 일반인이 거의 공개적인 공급망에서 펜타닐을 싸게 구해서 경구 투여 하는 식으로 사용 패턴으로 바뀜으로써 사용자 및 사망자가 폭증하는 것이다.

초연결된 지구촌에서 이런 약물의 불법 유입은 우리나라도 마찬가지다. 처방약 펜타닐이 전용되는 것은 식약처가 처방을 모니터하고 제한함으로써 공급 측면을 조절할 수 있지만, 텔레그램을 타고 유통되는 불법 펜타닐은 대책을 세우기 어렵다. 대마초나 사이키델릭들이 약한 약물에 속한다면 오피오이드는 대표적인 강한 약물인데, 한번 의존하기 시작하면 삶이 망가지거나 과용으로 죽음에 이르게 된다.

참고 문헌
위키피디아(https://en.wikipedia.org/wiki/First_Opium_War)
위키피디아(https://en.wikipedia.org/wiki/Opioid_epidemic_in_the_United_States
(2024-6-20 검색))

중추신경계 자극제

중추신경계 자극제(central nervous system stimulants) 또는 정신 자극제(psychostimulants)는 뇌 도파민계의 활성을 증가시키는 약물이다. 졸음을 쫓고, 집중력을 좋게 하고, 활동성과 의욕을 높이는 효과를 갖는다. 고용량을 사용하면 기분도 들뜨게 된다. 생각이 빨라지고 말도 많아진다. 부작용으로는 식욕부진, 불안, 초조, 자극 과민성 등이 있으며 심한 경우 조증이나 조현병 비슷한 정신병적 상태를 일으킬 수 있다. 언론 보도에는 '필로폰을 투약한 환각 상태'라는 표현이 등장하지만 대개는 피해망상 등으로 흥분한 상태일 뿐, 정신 자극제의 일차적 효과가 환각은 아니다. 신체적 작용으로는 교감신경 활성화에 따른 가슴 두근거림, 혈압 상승 등을 유발한다. 헤로인이나 펜타닐 등 오피오이드가 조용히 즐기기 위한 약이라면 자극제는 행동을 하며 즐기기 위한 약이라 할 수 있다.

대표적인 약물로는 **암페타민**(amphetamine) 계통인 **필로폰**, 즉 **메스암페타민**(methamphetamine)이 있다. **카티논**(cathinone)도 암페타민 유사체다. 화학 구조는 전혀 다르지만 **코카인**(cocaine)과 **크랙**(crack)도 정신 자극제에 속한다. 정신 자극제 중에는 병원에서 처방되는 합법적 약물도 많이 있다. ADHD 및 기면증 치료제인 **메틸페니데이트**(methylphenidate)와 몇 종류의 식욕억제제들이다. 의료용 자극제들은 필로폰보다 의존 위험성이 덜

하다고 생각되지만, 약물 자체의 특성보다는 의료 환경에서는 조심스럽고 의존을 덜 일으키는 방법으로 약물을 사용하기 때문일 뿐, 치료제들도 남용 및 의존 가능성에서 자유롭지는 않다. 특히 처방 받은 것과 다른 용법과 용량으로 사용하면 의존 발생의 위험성이 높다. 암페타민 유도체 중에는 사이키델릭의 특성을 가진 약물도 있는데 대표적인 것이 **엑스터시**(ecstasy)다.

중추신경 자극제의 종류

코카인과 크랙

가장 전통적인 자극제는 코카인으로, 아메리카 대륙에서 자생하는 **코카나무**(학명: Erythroxylum coca) 잎에 포함된 알칼로이드다. 지역 주민들은 오래전부터 코카나무 잎을 각성과 피로 감소 등을 위해 씹어 왔다*. 여기서 유효 성분인 코카인이 정제되면서 유희적 용도의 사용이 세계 각지로 퍼져 나갔다. 코카인의 전형적인 사용법은 분말을 코로 흡입하여 비점막을 통해 체내로 흡수하는 방법이다. 이 방법은 먹는 것보다 효과가 강력하고 빠르다. 코카인 사용으로 높아진 의욕은 더 즐거운 놀이를 위해 투자된다. 코카인은 약물 효과 자체를 즐기기보다는 파티의 흥

---

* 삼키는 것이 아니라 입안에 물고 있으면서 구강 점막을 통해 흡수하는 용법이다.

을 돋우는데 사용되는 **파티 약물**(party drug)이다.

한편, 코카인에서 간단히 합성되는 크랙[코카인 자유염기 결정]은 기화한 뒤 흡입하여 폐를 통해 흡수하는 방법으로 사용하는데, 코카인보다 효과가 빠르고 강력해서 값싸고 의존성 높은 약물의 반열에 올랐다.

카티논

아라비아 반도 및 동아프리카에서 자생하는 식물 **카트**(학명: Catha edulis)는 카티논을 포함하고 있는데, 지역 주민들은 그 잎을 아메리카 원주민들의 코카나무 잎처럼 사용하고 있다. 해당 지역에서 카트는 시장에서 판매되는 전통 기호품이지만, 우리나라를 포함한 많은 나라에서 카티논은 불법 약물로 분류되어 있다.

메스암페타민(필로폰)

코카인과 함께 자극제로 대표적인 것이 **암페타민** 계통이다. 암페타민은 오래전부터 호흡기 약제로 사용되던 약초인 **마황**(麻黃, 학명: Ephedra sinica)에 기원한다. 20세기 초반 마황의 유효 성분 에페드린으로부터 **메스암페타민**이 합성이 되면서 역사가 시작되었다. 메스암페타민은 이차대전 중 독일 및 일본에서 군사적 목적으로 사용되었다. 약물이 군인이나 노동자들의 업무 효율을 높일 것으로 기대하였기 때문이다. 그러나 독일에서는 작전시 사용한 약물의 반동으로 다음날 병사들이 극도의 무기력에 빠지는 현상이 알려지면서 본격적인 사용은 제한되었다. 일본에서는 주로 군수 공장 노동자들의 효율을 높이고 야간 작업시 졸음을 쫓기 위해 사용하였는데, 아직도 일본에서는 필로폰을 각성제(覺醒劑)라 부른다. 종전 후 일본에서 필로폰 의존자가 50만명이나 되었다고 한다. 이들을 중심으로 전후 동아시아 지역에 필로폰 사용이 지속되었고, 사용법은 경구 투여에서 정맥 주사로 발전했다. 전 세계적으로 이 약물은 금지되고 있지만, 제조하기 쉽고 유통도 쉬워서 범죄 집단의 주요 수익 사업이 되고 있다.

필로폰을 정맥 주사하면 헤로인처럼 순간적인 황홀감, 즉 하이를 느낀다. 이 맛을 본 사용자는 약물을 중단하는 것이 매우 어렵다. 징역을 살고 나온 뒤에도 재수감될 위험을 감수하면서 다시 사용할 수밖에 없다. 초보자는 경구 투여 하기도 하는데, 약물 자체가 주는 쾌감보다는 성욕 증가, 사교성 증가된 상태에서 집단적 유희를 하기 위한 사용이다. 강력한 의존성과 비교적 높은 접근성 때문에, 헤로인이 본격 유통되지 않은 우리나라에서는 필로폰이 가장 위험한 약물이 되었다.

필로폰을 고용량 사용하거나 오래 사용하면 기분좋은 들뜸이 아닌 환청과 피해망상을 동반하는 정신병적 상태가 되기도 한다. 따라서 필로폰 사용 후 다른 사람들에 대한 공격이나 무모하고 위험한 행동을 하는 사례들이 나타난다. 공황 상태로 응급실을 찾는 경우도 있다. 필로폰을 오랜 기간 사용하면 **민감화**가 일어나서 이전보다 더 낮은 용량에서 정신병적 증상이 생길 수 있고, 심지어 약물을 중단한 이후에도 상당기간 증상이 지속되기도 한다. 이때는 **조현병**과 구분하기 어렵다.

식욕억제제

펜터민(phentermine), 펜디메트라진(phendimetrazine), 디에틸프로피온(diethylpropion) 등 정신 자극제 성분의 식욕억제제는 최대 처방량을 넘겨서는 안 되며 3개월 이상 연속 사용도 해서는 안 되지만, 현실적으로는 잘 지켜지지 않는다. 약물 사용 후 체중이 줄더라도 중단하면 다시 원래 체중으로 복귀하기 때문에, **감량 효과를 체험한 사람은 약물을 중단하려 하지 않는다.** 사용자는 더 많은 감량을 위해 약물을 더 많이 사용하고 싶어한다. 임의로 과량 복용해서 약물이 정신을 또렷하게 하고 기분을 띄워주는 효과까지 있음을 체험하게 되면 중단하기가 더 어려워지고 의존의 길로 접어든다. 사용자는 여러 병원을 돌아다니면서 중복 처방 받아 복용량을 늘린다. 그러다 보면 약물 사용의 목적이 더 이상 체중 감소가 아니다.

다량을 장기간 사용하다 보면, 필로폰과 마찬가지로 환청, 피해망상 등이 발생해서 조현병처럼 되기도 한다. 그런데 조현병 치료제는 자극제와 반대되는 약물이다. 조현병 치료제는 환청과 망상을 줄여 주지만, 부작용으로 체중 증가를 일으키는 경향이 있다. 한 약물의 작용이 다른 약물의 부작용이 되는 것이다. 뇌에서 작용하는 기전도 두 종류의 약물은 거의 반대다. 따라서 두 가지 약물을 모두 중단하면 문제가 해결되지만, 의존된 사람은 자극제를 중단하려 하지 않는다. 어떤 환자는 비만클리닉의 처방을 받으면서 동시에 정신건강의학과에서 조현병 치료제도 처방 받아 같이 복용한다.

ADHD 치료제

메틸페니데이트나 덱스트로암페타민(dextroamphetamine)* 등 주의력 결핍 과잉 행동 장애(ADHD) 치료제도 오래전부터 남용되던 처방 약물이다. 집중력이 부족하고 산만해서 정상적 학교생활이 어려운 어린이 중에는 정신 자극제 치료 후 주의집중이 좋아지고 정상적 학교생활이 가능해지는 사례들이 있다. 이런 아동에서 정신 자극제의 치료적 효과는 분명하다. 그런데 집중력 증진 효과는 정상적인 집중력을 가진 사람에게도 나타난다. 그래서 ADHD 치료제는 정상을 초(超)정상으로 만들 수 있을 것이라는 기대를 갖게 한다.

스포츠계에서는 약물을 사용해서 능력을 향상시키는 것을 도핑(doping)으로 절대 금기시하는데, 정신 자극제는 도핑 약물의 대표다. 최근 직장 생활이 어렵고 무기력하고 잘 안 풀리는

---

*   우리나라에서는 허가되지 않은 약물임

직장인들이 스스로를 **성인 ADHD**라 자가진단한 뒤 정신건강의학과를 방문하고 있다. 병원에서는 공식적으로 그 진단을 확인해 주고 건강보험의 승인 아래 ADHD 치료제를 처방한다. **이런 경우는 정신적 도핑이라 볼 수도 있다.** 이들은 치료 이전에도 정상적인 직장생활과 개인생활을 해 오고 있었던 사람들이었기 때문이다. 물론 순위와 기록을 놓고 다투는 스포츠계에서는 공정을 위해 도핑을 금기로 하지만, 우리 일상생활에 이 윤리가 적용되는 것은 아니다.

치료적 용량으로 적절히 사용한 경우, ADHD 치료제는 기분 상승을 일으키지는 않는다. 경구 투여하는 서방정[위장관에서 천천히 흡수되도록 특별히 만든 형태의 약물] ADHD 치료제와 정맥주사하는 필로폰은 같은 정신 자극제지만 우리 마음에 대한 효과가 전혀 다르다. 그러나 ADHD 치료제 처방이 흔한 나라에서는 처방 받은 것보다 고용량 사용하거나 기분 상승 효과를 갖도록 새로운 방법으로 투여하는 사람들이 생겨난다. 이렇게 되면 문제가 발생한다. ADHD 치료제 사용 후 피해망상이 생기는 경우도 가끔 있다. 처방 받은 약물이 암시장으로 빼돌려 지기도 한다.

정신 자극제 남용을 부추기는 사회

비만 치료제와 ADHD 치료제는 불법이 아닌 병원의 정식 처방으로 시작한다. 처방하는 이유도 의학적으로 합리적인 것처럼 보인다. 그런데 그 이유에 대해 잠깐 짚어 볼 필요가 있다.

심한 비만은 병이다. 일상 생활의 불편을 겪고, 심혈관계 합병증이나 대사증후군의 위험도가 높은 조건이다. 그런데 약물로 비만을 치료하고자 하는 사람들의 대부분은 심한 비만이 아니다. 건강상의 위험 때문이 아니라 날렵한 몸매를 가짐으로써 남의 주목을 받고 싶기 때문에 병원을 찾는다. 성인 ADHD의 경우도 비슷하다. 약물치료로 극적인 행동 호전을 보이는 아동들은 분명히 있다. 그러나 성인 ADHD로 자가진단 하고 병원에 오는 청년들은 그런 어린 시절을 보낸 사람들이 아니다*. 그동안 별문제 없이 지내던 사람이 유튜브를 보거나 누군가의 이야기를 듣고 '내가 요사이 일이 잘 안되는 것은 ADHD에 걸렸기 때문이다'라는 판단을 내린 뒤, 약을 먹으면 자신의 능력치가 향상되리라 기대하며 병원을 찾는다. **둘 다 경쟁적 현대사회가 만들어 낸 질병이다. 날씬한 몸매나 스마트한 업무 능력이 있어야 승자가 되는 사회에서, 패자가 되지 않기 위해 자신의 상태**

---

* 성인 ADHD는 어린 시절 ADHD가 성인이 되어도 자연치료 되지 않고 지속되는 상태를 의미한다.

를 병으로 간주하고 치료하려 한다. 치료하는 의사로서는 비만이나 ADHD라는 진단이 가능하고 정당한 치료제 처방도 가능하기 때문에 치료해달라는 환자를 굳이 거부할 이유가 없다.

그런데 약물 의존은 전염병처럼, 약물을 접할 기회가 늘어날수록 많이 발생하는 질환이다. 합법적으로 처방되는 약물인 비만 치료제와 ADHD 치료제는 불법 약물인 필로폰보다 접근성이 훨씬 높다. 이 약물들은 사용자를 더 멋있고 능력 있게 만들어준다고 홍보된다. 병원에서 정식으로 처방되는 약이므로 의존의 위험성 등은 알려지지 않는다. 단기간에 성공적 결과를 얻은 사람은 약물로 이룬 자신의 변화를 친구들에게 자랑하고 부러움을 산다. 그래서 친구도 거리낌 없이 약물을 사용한다. 그러다 보면 점점 복용량이 늘어나고, 처방 받기 위해 여러 병원을 방문하고, 효과를 더 얻기 위해 이상한 방법으로 투여하고, 결국 의존이 되는데, 자신이 약물에 낚였음을 깨닫는 것은 훨씬 뒤다.

참고 문헌
안유석, 송유진, 강웅구 (2022) ADHD 및 성인 ADHD에 대한 개념적 고찰 (2): ADHD의
정신병리와 진단 및 치료의 함의. 신경정신 의학 61:45-62

환각제(사이키델릭)

약물 의존이라는 질병 및 치료라는 의학적 관점에서 **환각제**(hallucinogens) 또는 **사이키델릭**(psychedelics)의 중요성은 높지 않다. 중추신경계 자극제(필로폰)나 오피오이드(헤로인)와 달리 이 약물들은 의존성이 높지 않은 약한 약이며, 정맥주사라는 위험한 방법으로 사용되는 경우도 드물다. 청년들이 호기심으로 한때 사용하다가 철 들면서 중단하는 약물이라는 정도의 의미를 갖는다. 의존을 치료 받으러 병원을 방문하는 경우도 많지 않다. 이 약물은 의학적 보다는 사회적으로 더 큰 의미를 갖는다.

사이키델릭이라는 용어는 그리스어로 마음을 의미하는 psyche(ψυχη)와 보여 준다는 의미의 delon(δηλωνω)을 합성한 것으로 '마음을 보여 준다'라는 뜻이다. 이 이름은 사용자의 체험을 잘 대변한다. 사용자는 시공간 감각의 변화, 새로운 세계에 온 느낌, 감각의 융합[소리가 보이고 빛이 들리는…], 생생한 환각[실제 물체나 소리가 없는데 보고 듣는 것] 등을 체험하게 된다. 자신에 대한 느낌도 달라진다. 마음이 열린 느낌, 주변 환경과 일체된 느낌, 자아 초월의 느낌 등 평소에 경험하지 못했던 자신의 마음을 들여다볼 수 있다. 매력적이고 고양(高揚)된 느낌이다. 그러나 환각이나 이인증 체험을 불쾌하고 두려운 것으로 느끼는 사람도 있다. 과거 이 약물들은 환각 작용 때문에 **정신병모방제**(psychotomimetics)라는 부정적 명칭으로 불리기도 했다.

사이키델릭은 고대 정신수련자나 사제가 수련이나 종교 의식 집행을 위해 섭취하였던 식물에 포함된 성분이다. 오늘날에는 자신의 작업을 위한 영감을 얻으려는 예술가나 공연자들이 사이키델릭에 대한 관심이 높다. 비틀즈의 1967년 노래 <Lucy in the Sky with Diamond>는 LSD 체험과 관계된다는 것이 정설이다.

사이키델릭은 약리학적으로 확실하게 정의된 개념은 아니어서, 특정 약물이 사이키델릭에 속하는지는 분류하는 사람마다 조금씩 다르다. **LSD, 실로사이빈**(psilocybin), **메스칼린**(mescalin) 등이 전통적 사이키델릭이지만, 이들과 약리학적 특성이 제법 다른 **엑스터시**(ecstasy)나 **케타민**(ketamine)이 사이키델릭으로 간주되기도 한다. 주된 효과 중 하나가 지각 변화를 일으키는 것이기 때문이다. **대마**(cannabis)도 주된 효과가 지각 변화를 일으키는 것이므로 사이키델릭과 유사성이 있다. 사이키델릭 약물은 LSD처럼 정제된 화학 물질로 사용되기도 하지만 실로사이빈은 원료 식물인 **버섯**(학명: Psilocybe cubensis) 자체로 사용되며, 사이키델릭 성분들의 혼합물을 포함하는 식물인 **아야와스카**(ayahuasca, 학명: Banisteriopsis caapi)도 정제하지 않고 그대로 사용한다. 필로폰이나 헤로인, 펜타닐 등은 사이키델릭이 아니다.

병원에서 쫓겨났던 약물

사이키델릭은 고대부터 사용되었지만, 의학계가 본격적으로 관심을 갖게 된 것은 LSD에서 시작한다. LSD는 스위스의 한 제약사가 개발했다가 사장된 약물이었는데, 발명자가 우연히 자신에게 투여하면서 강력한 향정신성 효과가 있다는 것을 알게 되었다. 제약사는 이 약물의 의학적 용도를 찾아냈는데, 바로 '정신 치료 보조제'였다. 정신 치료는 원래 전적으로 면담으로 하는 것이다. 환자는 치료자와의 지속적인 면담을 통해서 이전에는 자각하지 못했던 자신의 마음을 들여다봄으로써 자신의 문제에 대한 통찰을 얻는 것인데, 수 년에 걸친 수백 번의 면담이 필요한 과정이다. 그런데 마음을 열어 주는 약물인 LSD를 사용하면 이 지난한 과정에 지름길이 생길 것이라는 기대가 있었던 것이다.

1950년대에 출시되어 십여 년간 이런 용도로 병원에서 처방되던 LSD는 1960년대 **반문화**(counterculture)의 맥락에서 새로운 의미로 등장한다. LSD와 대마초가 주는 자아 초월감은 억압적인 주류(主流) 문화에서 해방된다는 의미로 히피들에게 받아들여졌다. 특히 미국에서 반문화는 베트남전 반대 운동과 관계 깊었는데, 이를 미국적 가치에 대한 위협이라 느낀 주류 정치권의 영향으로 LSD는 '의학적 용도가 전혀 없는' 위험한 약물로 분류되고 시판 금지되었다. 이후 LSD를 포함한 사이키델릭들은 길거리에서 명맥을 유지하게 되었다.

사이키델릭과 유사한 대마초에 대해서는, 많은 나라에서 '공식적으로는 불법이지만 사용자들을 처벌 않고 눈감아 주는' 정책을 펴왔다. 그러다가 요사이는 세계의 적지 않은 지역에서 취미 생활로 사용하는 대마가 합법화되고 있다. 약물로 정신의 변화를 가져오는 것을 부정적으로 보지 않는 쪽으로 시대의 분위기가 바뀐 것이다. 이런 변화 속에, 남용되던 약물인 케타민(s-케타민)*은 난치성 우울증을 신속하게 치료하는 신약이 되어 시판 중이다. 실로사이빈, 엑스터시 등의 사이키델릭도 우울증, 불안장애, 외상 후 스트레스장애(PTSD) 및 약물 의존의 치료제로 시도되고 있다. 이 약물들이 의료용으로 조명받는 것은 사이키델릭 효과, 즉 부정적 느낌이 없어지고 현실의 제약을 초월하는 체험을 한다는 것과 관계된다. 약물 의존의 치료제로 사이키델릭을 사용하는 것은 위험한 약물을 더 안전한 약물로 대체하는 유지치료로 볼 수도 있을 것이다. 사이키델릭 약물들은 새로 개발된 것이 아니라 이미 효과가 잘 알려진 것들이므로, 제약사의 과제는 이 효과를 '치료적이라는 관점에서 볼 수 있음'을 증명하여 식약처의 허가를 얻는 것이다. **길거리 약물들이 첨단 의약품으로 신분세탁 중인데, 관건은 과학적 발견보다는 산업화 가능성이다.**

---

* 케타민은 진통제 및 마취보조제로 의료현장에서 사용되고 있었는데, 이 용도는 사이키델릭 효과와 관계없다. 그러나 항우울제로서 케타민의 효과는 사이키델릭 현상과 관계된다. 사이키델릭 효과는 마취 보조제 케타민의 부작용인 동시에 항우울제 케타민의 치료적 작용이다.

환자가 처방된 약물을 복용함으로써 얻는 효과와 환자가 아닌 사람이 길거리 약물을 남용함으로써 얻으려는 효과는 기본적으로 같지만, 한쪽은 치료고 다른 쪽은 치료가 아니다. 사이키델릭 효과는 사용 환경의 영향을 받는다. 같은 약물이라도 의료기관의 안전한 환경에서 적절한 용량을 합법적으로 사용하면 불편한 환경에서 불특정 용량을 불안감 아래 사용할 때보다 더 긍정적인 체험을 하게 될 가능성이 높다. 더구나 의료기관에서는 사이키델릭 상태에서 가끔 일어나는 위험한 행위도 통제 가능하다. 그러므로 같은 약물이라도 의학적 사용과 길거리 사용의 맥락은 많이 다르다. 이 점은 오피오이드나 정신 자극제 등 다른 남용성 의약품에서도 마찬가지다.

나쁜가 위험한가?

사이키델릭이 좋은가, 나쁜가의 문제는 의학적 측면과 사회문화적 측면을 구분해 보아야 한다. 사회문화적 측면을 살펴보면 **금욕주의** 문화가 관건이 된다. 가치 있는 쾌락은 플라톤적인 것이어야 한다. 그러므로 자아를 초월하는 체험을 했더라도, 수련-정진이 아닌 약물을 통해 속성으로 이룬 것이라면 말초적 쾌락을 추구하는 부도덕한 것이다. 따라서 사이키델릭은 나쁜 약이다.

의학적 측면에서는 사이키델릭 약물을 우리 몸에 크게 위험하지 않은 것으로 본다. 현실적으로 가장 중요한 문제는 약물을 한 상태에서 사고를 일으키거나 운전[미국에서는 DUI (Driving Under Influence)라는 약어로 통할 정도로 흔함] 등 위험한 행위를 하는 것이다.

약물 의존이라는 관점에서, 사이키델릭도 의존성이 없는 것은 아니다. 의존성이 낮다는 것은 금단 증상이 별로 없다는 의미인데, 그렇더라도 심리적 의존은 발생할 수 있다. 의존성이 높지 않은 약물도 꾸준히 자주 사용하다 보면 결국 의존에 이르게 된다. 약물 의존이 되면 그것을 얻기 위해 어떤 일이라도 한다. 약물을 구하거나 사용하느라 건강한 사회인으로서의 삶이 무너진다. 정신-신체적 건강이 훼손되는 경우도 있고, 약물 사용 때문에 처벌을 받거나 약물을 구하기 위해 불법 행동을 하다 처벌 받는 등 법적인 문제로 삶이 무너질 수도 있다.

물론 대마초나 사이키델릭을 취미삼아 하는 청년의 대다수는 의존되지 않고, 청년기가 지나면 더 이상 약물에 관심없는 평범한 사회인이 된다. 그러나 그중 일부는 사이키델릭에서 필로폰이나 헤로인으로 갈아타게 됨으로써 문제가 심각해진다. 이런 상황은 애초에 그들이 사이키델릭에 접근하지 않았더라면 일어나지 않았을 일이다. 사이키델릭이 위험한 약물에 대한 경계심을 없애는 역할을 한 것이다[**관문 약물**].

법적인 딜레마, 임상적 딜레마

같은 약물이 암시장에서 팔리기도 하고 의료시스템을 통해 공급되기도 한다는 점은 법 체계에서 딜레마가 된다. 의료용 약물이 암시장으로 빼돌려진다면 빼돌리는 행위를 범죄라 할 수 있겠으나, 같은 약물의 공급이 태생적으로 한쪽은 불법 한쪽은 합법의 영역인 경우, 같은 약물에 대한 선별적 법 적용을 하는 것이다. 케타민은 요사이 불법 약물 시장에서 주목받는 사이키델릭이다. 그런데 케타민은 같은 시대에 정신 의학계에서도 주목받는 우울증 치료제다. **한 약물이 합법인지 불법인지를 구분하는 근거는 약물의 약리학적 특성이 아닌 누가 어떻게 사용하느냐라는 사회문화적 요건이다. 그러나 의존의 발생은 약물의 합법 혹은 불법 여부와 관계가 없다.** 불법 약물은 공급 차단으로 문제를 해결하려 하겠지만, 의료 현장에서 처방된 사이키델릭이 남용된다면 대처하기 더 어렵다. 한 우울증 환자가 응급실을 방문하여 지금 자살 충동이 심하니 케타민을 달라고 한다면, 실제 우울증상 때문인지 약물을 남용하려는 의도가 있는 것인지 담당 의사가 판단하는 것은 불가능하다.

참고 문헌

박선영, 안유석, 강웅구 (2022) 항우울제로 새롭게 등장한 '남용 물질' – 치료에 적용할 때 고려해야 할 것들은 무엇인가? 신경정신 의학 61:254-260

박선영, 강웅구 (2023) 의료용으로 새롭게 주목 받는 '사이키델릭'. 중독정신 의학 27: 41-48

대마

대마(大麻, 학명: Cannabis sativa)
의 줄기는 옷이나 선박용 밧줄을
만드는 튼튼한 섬유다. 신석기 시
대부터 대마 섬유가 사용되었던
것으로 추정될 만큼 오랜 역사를
갖는다. 20세기에 합성 섬유 밧
줄이 생산되기 이전까지 오랜 세

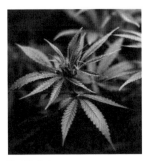

[그림] 대마

월동안 대마는 매우 중요한 산업용 작물이었다. 대항해시대의
선박에는 대마 밧줄이 필요했다. 우리 전통 옷감인 삼베도 대
마 줄기로 만든다. 농작물로 재배된 역사가 깊은 만큼 그 부산
물의 향정신성 효과도 오래전부터 널리 알려져 있었다. 이슬람
세계에서는 14세기에 대마초 사용을 제한했다는 기록이 있으
며, 19세기에는 대마를 경작하는 식민지 지역에서 대마초 사용
이 금지되었다. 20세기 중반까지는 대마초 금지가 전 세계적인
규칙이었으나 21세기 일부 국가에서 대마초 합법화가 시도되고
있다. 대마초는 알코올과 담배를 제외하면, 전 세계적으로 가장
널리 남용되는 약물이다.

대마의 유효 성분인 향정신성물질은 **테트라하이드로카나비**
놀(tetrahydrocannabinol, THC)이다. THC 투여를 위해 **대마초**(마리
화나, marijuana)를 흡연으로 사용하는 것이 가장 전통적인 방법이

지만, 이외에도 다양한 제형과 사용 방법이 있다. 대마가 품종 개량되면서 대마초의 THC 함량이 높아지고 있으며, THC보다 강력한 효과가 있는 **합성 대마**들도 속속 등장하고 있어서 대마 제제의 문제는 복잡해지고 있다.

대마에 포함된 또 다른 유효 성분인 **카나비디아이올**(cannabidiol, CBD)은 산소 원자가 원형 고리(cyclic ring)와 하이드록실 그룹(hydroxyl group)이라는 차이를 보이는 것 이외에는 THC와 화학 구조가 같다. 그러나 두 화합물의 향정신성 효과는 크게 다르다.

[그림] THC와 CBD의 구조

CBD는 향정신성이 없으며, CBD를 농축한 CBD 오일은 특정한 종류의 뇌전증에 대한 치료제로 사용된다. 그러나 대마 유래 물질이라는 이유로 CBD가 대마초와 비슷한 규제를 받기도 한다.

한편, THC를 거의 포함하지 않는[함량 0.3% 이하] 대마 변종은 향정신성이 없는 일반 작물로 재배되는데, 이 작물 및 여기서 유래한 식품이나 산업용품을 **헴프**(hemp)라 부른다. 예컨대 껍질을 벗긴 헴프 대마 씨앗은 향정신성이 없는 건강식품으로 판매된다. 반대로 THC를 포함하는 쿠키가 향정신성임을 표시하지 않은 채 팔리기도 한다.

THC는 항구토, 진통, 심박수 증가, 결막 충혈, 식욕 증가 등 다양한 신체적 효과를 갖는다. 강력한 항구토 효과 때문에, 대마 합법화가 되지 않은 지역에서도 구토 부작용이 심한 항암제 치료 중인 환자에 한해 대마초 흡연을 합법화하기도 한다[**의료용 대마**]. THC가 일으키는 정신 증상은 사용 환경에 따라 다르다. 초기 자극 효과로서 행복감의 증가, 웃음, 탈억제 또는 조용한 몽상, 상상력의 증가가 있다. 이후에는 긴장 완화, 감각 및 지각의 변화[자극에 민감해져서 지각이 더 풍부하게 됨], 시간 감각의 변화 등이 나타난다. 고용량에서는 이인증[자신에 대한 느낌이 달라짐] 및 탈현실감[세상이 비현실적으로 느껴짐] 등 사이키델릭 비슷한 효과가 나타난다. 긴장감이 줄고 지각과 상상력이 풍부해지는 효과는, 무대 공연을 하는 예술가들이 대마초를 피우는 이유가 되기도 한다.

변신의 귀재

대마초는 대마의 새 잎과 꽃봉오리를 말려서 담배 형태로
만든 것으로, 흡연으로 사용한다. 대마초의 THC 함량은 4% 정
도인데, '고품질' 대마초의 경우 15%에 이르기도 한다. 대마초
를 만드는 것 이외에 대마에서 THC성분을 추출하는 다양한 제
조법이 있다.

해시시(hashish)는 대마의 수액을 건조한 것이다. 해시시에
서 THC를 더 농축한 **해시시 오일**도 있다. 오일 이외에도 왁스,
결정 등 다양한 형태로 농축된 THC가 유통되는데, 이들은 **대브
릭**(dab rig)이라는 전용 도구로 기화해서 흡인한다. 대마초 흡연
보다 강한 효과를 얻을 수 있다. 액체 상태의 농축 THC는 **전자
담배**의 액상으로 사용되기도 한다. 대마의 알코올 추출물(팅쳐)
이나 오일은 혀 밑에 넣어 구강 점막을 통해 흡수하는 방식으로
도 사용된다. 대마 추출물을 초콜릿이나 쿠키 등 음식에 첨가해
서 먹기도 한다. 경구 복용하는 경우 효과가 약하고 효과가 나
타나기까지 오래 걸리지만, 작용 기간이 흡연하는 것보다 더 길
다. 제형이 다양한 데다가 한 제형이 여러 개 별명을 갖기도 하
므로 대마 제제는 매우 다양한 이름으로 유통된다.

합성대마는 THC와 다른 화학 구조를 갖지만 같은 뇌 수용
체에 작용하며 THC에 비해 역가가 높다. 정부의 규제를 피해
새로운 화학 구조의 합성대마들이 계속 등장하고 있다. 합성대

마는 건조한 허브 식물에 뿌려져서 식재료를 가장한 채로 판매
되거나[**스파이스**], 전자담배 액상으로 유통된다.

대마 합법화는 괜찮을까?

대마초는 대개 청소년기에 시작하며, 가장 흔한 사용 패턴
은 실험적 혹은 상황적 사용이다(97쪽 참조). 우리나라에서 대마
는 강력하게 금지되지만, 세계의 어떤 지역에서는 대마초 흡연
이 청소년이면 누구나 하는 통과 의례처럼 생각되기도 한다. 과
거 우리나라 청소년들이 담배 흡연하던 것과 비슷하다. 대마초
는 대표적인 약한 약물이다.

최근 일부 국가에서 대마를 합법화하고 있다. 합법화하는
논리는 대마가 의학적으로 위험성이나 의존성이 별로 없다는
사실에 근거한다. 더 현실적인 이유는, 대마초 사용이 워낙 널
리 퍼져 있는 나라에서는 단속하고 처벌하는 것이 별로 의미가
없거나 불가능하기 때문이다. 또한 마약범죄 조직이 가져갔던
수입을 정부의 세수로 만들기 위해서도 합법화가 필요할 수 있
다. 그러나 대마가 안전한지가 과학적으로 완전히 검증된 상태
는 아니다. 정기적으로 대마를 사용하는 사람의 10%는 의존 상
태라고 추정된다. 청소년기 대마초 흡연이 성년기 이후 환청 등
정신병적 증상이 발생할 가능성을 높인다는 보고들이 있다. 또

한 대마가 강한 약물로 인도하는 **관문 약물**이라는 주장도 오래 전부터 있어왔다. 더구나 대마 제제의 THC 농도가 높아지고 합성 대마가 등장하면서 사용자가 대마 제제의 향정신성 작용에 노출되는 강도가 점점 강해지고 있는데, 어디까지가 안전한지는 확립되어 있지 않다.

한편, 대마 복용 후 변화된 정신 상태에서 하는 위험한 행위들을 통제하는 법규가 확실치 않으면 다양한 사회문제가 일어날 수 있다. 음주운전처럼 확실한 규제가 필요한데, 대마 흡연 여부는 음주 여부처럼 현장에서 파악하기 어렵다.

기타 약물

부탄가스와 본드(유기 용매)

수술할 때 마취에 사용되는 흡입마취제는 유기 용매의 일종이다. 유기 용매는 의식 수준을 떨어뜨리는데, 매우 빨리 작용하는 중추신경계 억제제와 비슷하다. 따라서 속효성 중추신경계 억제제처럼 의존성이 제법 된다. 흡입이라는 방법 자체도 의존성이 높은 방법이다.

부탄가스와 본드 흡입은 1980년대 우리 청소년에서 심각한 문제였다. 특정 청소년 또래 그룹이 자신들을 평범한 애들과 다르게 보이게 하려는 **정체성**을 추구하는 과정에서 사용하던 약물이었다. 비슷한 역할을 했던 것으로 담배가 있지만, 흡연은 너무 흔해서 내세울 만한 것이 되지 못했다.

유기 용매 흡입은 매우 위험한데, 그 자체의 독성도 있지만, 그보다는 유기 용매에 취한 상태에서 매우 위험한 일을 한다는 점이다. 본드를 큰 비닐봉투 안에 짜 넣고 그 봉투를 뒤집어쓴 상태로 흡입하다가, 의식이 떨어져서 봉투를 벗지 못하고 그냥 질식사 하는 경우가 있다. 부탄가스가 가득 찬 골방에서 담뱃불을 붙이다가 폭발사고가 일어나기도 한다. 이런 위험 때문에 우리나라에서 부탄가스는 청소년에게 판매 금지되어 있다.

요사이 청소년들은 본드나 부탄가스를 한다는 것을 매우

낯설게 느낄 것이다. 취미 생활로 즐기기에는 너무 위험한 유기 용매 대신, 훨씬 재미있고 안전하면서도 뭐든지 할 수 있는 만물상자를 가지고 있기 때문이다. 물론 휴대전화도 다양한 위험 요인을 갖는 남용 대상이다.

카페인

카페인은 커피, 차, 코코아, 콜라 등 기호품 및 진통제, 감기약 등 다양한 비처방 약물에 포함되어있는 자극제다. 커피를 마시지 않더라도 콜라, 초콜렛 등을 통해서 어린이들부터 노출된다. 아메리카노 한 잔에는 100mg정도의 카페인이 포함되어 있다. 250mg 이상을 단기간에 복용하면 안절부절못함, 자극 과민성, 수면장애 등 정신 증상이 나타날 수 있다. 카페인의 금단 증상도 있다고 본다. 커피를 연달아 마시면서 근무하던 직장인의 주말 무기력감과 월요병은 카페인 금단 때문일 수도 있다.

니코틴

흡연은 성장기 의식으로 인식되기도 하며 친구, 부모, 형제의 흡연이 개인을 흡연에 이르게 하는 중요 요소가 된다. 담배의 활성 성분인 니코틴은 중추신경계 자극제로 분류되기도 하지만, 보통의 자극제와는 다른 작용기전을 갖는다. 소량을 빨리 사용하면 각성효과가 있으나 대량을 천천히 사용하면 진정효과가 있다. 작용에 대한 내성도 생긴다. 니코틴은 신체적 금단 증상은 별로 없으나 심리적 금단 증상이 강력해서 심한 불쾌감과 안절부절 못함, 강력한 갈망감이 나타난다.

담배가 끊기 어려운 것은 몇 가지 요인이 있다. 첫 번째는 니코틴이 심리적 의존을 잘 일으키는 약물이라는 점이다. 두 번째는 흡연이라는 의존을 잘 일으키는 방법으로 사용된다는 점이다. 니코틴 대체 요법인 패치는 니코틴은 공급하더라도 흡연이 주는 즉각적 느낌은 제공하지 못하므로 금연 치료에 효과가 별로 없다. 담배가 끊기 어려운 **더 결정적인 이유는 아무 데서나 쉽게 구할 수 있다는 점이다. 이런 어려움 때문에 금연에 일단 성공하더라도 다시 시작하려는 유혹에서 벗어나기 힘들다.**

흡연의 신체적 독성은 니코틴보다는 연기에 포함된 일산화탄소 및 발암성 탄화수소에 의한다. **전자담배**는 니코틴을 포함한 액체를 기화하거나 담뱃잎을 훈증(燻蒸) 하는 장치인데, 일산화탄소 및 탄화수소에 노출됨 없이 실제 흡연과 비슷한 방법으로 니코닌을 공급한다. 따라서 안전한 흡연 대체법이라 주장되지만 실제 판매되는 전자 담배의 성분이 안전한지에 대한 논란은 아직 해결되지 않았다. 또한 연초보다 안전하다는 믿음 때문에 **심리적 접근성**이 높아져 니코틴 투여량이 더 늘어날 가능성

도 있다. 전자담배 사용자의 상당수는 전자담배 사용 중에도 연
초를 완전히 끊지 못한다. 그럼에도 연초를 전자담배로 바꾸는
것은 **위해 감소**라는 측면에서 공중 보건적으로 의미 있는 일이
라 주장된다.

아산화질소

아산화질소(nitrous oxide, N2O)는 수술장에서 마취 전처치
용으로 사용되는 기체다. 또 한 가지 용도는 식품첨가제로, 휘
핑 크림 스프레이의 추진체로 사용된다. 의학적으로 사용되기
시작한 19세기 중반부터, 아산화질소가 기분을 좋게 하는 향정
신성이 있다고 알려져 있었다. 그래서 **웃음 가스**(laughing gas)라
불리면서 상류층의 파티에 동원되었다. 오늘날에는 청년층에서
호기심과 유희적으로 사용한다. 주로 풍선에 담긴 상태로 거래
되는데, 사용자는 풍선의 내용물을 흡입함으로써 향정신성 효
과를 얻는다. 기분이 좋아지면서 의식수준은 약간 저하되고, 생
리적으로는 혈액의 산소포화도가 떨어지면서 뇌 산소 공급이
감소된다.

의료용 아산화질소는 수술장에 제한되어 사용되므로 엄격
한 관리가 가능한 반면, 식재료인 아산화질소는 의료용처럼 엄
밀하게 관리할 수 없으므로 빼돌려져서 남용되기 쉽다. 식재료

아산화질소의 관리 지침이 강화되면서 이전보다는 사용이 줄어든 것으로 보인다.

아질산 아밀 및 다른 유기 아질산염

아질산 아밀(amyl nitrite)은 유효 성분인 아질산염에 유기 용매인 아밀기가 결합한 약물로 휘발성이 강한 흡입제다. 아질산염은 강력한 혈관(내장근) 이완 작용을 가지므로, 협심증 증상을 신속하게 완화하는 용도로 과거에 사용되었다. 협심증 통증이 왔을 때 앰플을 따고 흡입하는 방식으로 투약한다. 이때 혈관 이완과 함께 기분 상승 등의 향정신성 작용도 경험하게 된다. 요사이는 의료용으로 사용되지 않는다. 아질산 아밀은 다른 파티 약물과 비슷한 용도로 남용되지만, 아질산염에 의한 내장근 이완 효과는 항문 성교를 쉽게 해 주므로 남성 동성애자들 사이에서 선호된다. 아밀기가 아닌 부틸, 이소부틸, 이소프로필기가 아질산염에 결합된 유사 물질들도 있다.

17

나와 우리의
중독 해방 일지

'마약은 위험하다'는 캠페인은 약물을 하려는 사람의 판단에 큰 영향을 미치지 못한다. 사람들은 즐거움이나 호기심을 추구하기 위해 정신적-신체적 위험을 무시한다. 즐거움은 가까이 있고 위험은 멀리 있기 때문이다. 그렇지 않다면 번지 점프도 스카이다이빙도 취미 생활로 생겨나지 않았을 것이다. 이것이 문화 속에서 살아가는 인간의 모습이다. 중독은 내 몸에 생기는 병이기도 하지만 내가 문화 속에서 살아가면서 겪는 생존 조건이기도 하다. 중독성 자원들은 적극적으로 피해야 될 것일 수도 있지만 내 삶을 풍부하게 만드는 원천이 될 수도 있다.

자아 실현을 위한 취미 생활

문화적 인간은 위험성을 고려한 가성비 판단을 한다. 다만 해 보지 않은 일의 위험성은 계산하기 어렵다는 것이 문제다. 중독되어 보지 않은 사람은 중독의 진짜 위험을 모른다. **위험성 이라는 가격과 즐거움이라는 성능을 감안할 때, 의존성 높은 약 물을 의존성 높은 방법으로 사용하는 것은 가성비가 매우 나쁘 다.** 지불해야 하는 비용은 나의 자율성이다. 한두 번 접하는 것 만으로도 약물에 낚일 수 있다. 같은 마약으로 불리지만 '강력 한 하이'를 일으키는 필로폰, 헤로인, 펜타닐은 대마초나 엑스터 시 등과는 체급이 다른 약이고, 같은 약도 먹는 것과 주사맞는 것은 전혀 다르다. 내가 호기심에 엑스터시 몇 번 먹어 봤는데 도 아무렇지도 않다고 안심하면서 필로폰을 주사로 맞는 순간, 평생에 걸쳐 비싼 비용을 치르게 된다. 이것이 **강한 약**(hard drug) 의 힘이다. 술과 같은 약한 약도, 습관적으로 사용하다 보면 결 국 의존된다. 의존되면 나의 자율성은 고장나지만, 나는 그 사실 자체를 모를 수도 있다. 내가 원해서 술을 마시는지 중독되어서 마시는지는 안 마셔 보기 전에는 스스로도 알 수 없다. 자율성 을 잃었다는 것은 뒤늦게 깨닫지만 이미 무엇으로도 보상 받을 수 없게 된다. 내가 노예가 되는 것이기 때문이다.

현대인에게 돈은 살기 위한 수단이 아닌 목적이다. 돈은 강 력하게 추구되는 문화적 아이템인데, 돈을 벌기 위한 수단 중에는 특히 중독 위험성이 높은 것들이 있다. 고위험, 고수익, 초단기의 특징을 가진 것들이다. 도박, 가상 화폐, 투기적 주식 거래 등이다. 막연한 기대로 시작했던 취미 생활이 중독으로 바뀌는 것은 단기간에 큰 수익이 나서 대박을 쳤을 때다. 대박은 필로폰 주사의 하이와 같다. 강력한 쾌감과 강력한 현저성이 결합된 자극으로, 한 번 체험하면 이후에 계속 잃어 파산하더라도 벗어날 수 없다.

약물이나 도박의 노예가 되면 삶의 폭이 극도로 좁아진다. 나는 나를 중독시킨 한 가지에 매달려서 나에게 주어진 다른 모든 즐거움과 가능성을 포기하게 된다. 더 추구할 수 있는 것은 다른 중독성 약물 정도다. 그래서 여러 약물에 동시에 의존하고 도박 중독인 사람에게 알코올 의존까지 겹치게 된다. 삶은 더 피폐해진다. 이렇게 위험성이 높은 취미 생활들은 체험하지 않는 것이 나의 자율성을 지키면서 행복하게 살기 위한 길이다.

특히 젊은 사람들에서, 약물을 처음 사용하게 되는 중요한 요인은 **호기심**이다. 호기심이 강한 성격은 중독의 위험 요인이기도 하다. 그러나 호기심은 창의성과도 관계 깊다. 그 때문에 창의성을 추구하는 예술가 직업군이 약물 남용에 더 취약한 것일 수도 있다. 호기심은 문화 발전의 원동력이고 중독은 문화의 배경 아래서 발생한다.

호기심이 두려움을 극복하고 용감하게 행동으로 나타나는 것은 혼자 있을 때보다는 또래 집단과 같이 있을 때다. 밝은 쪽의 문화에서는 허용되지 않는 행위들이 또래 집단 내에서는 흔히 일어난다. 약물도 같이 하고, 모터사이클 폭주도 같이 하고, 누군가를 표적으로 집단 왕따를 가하기도 한다. 이런 일에 참여하는 것은 내가 집단에서 멤버로 받아들여지기 위한 요건이고, 이를 주도하면 집단에서 '쿨 가이'로 대접받는다. 이렇게 나의 **정체성**이 형성되지만, 집단에 동화됨으로써 호기심은 창조가 아닌 모방과 파괴로 바뀐다. 파괴적인 규범을 따름으로써 정체성을 유지하는 집단에서는 **자아실현**을 이룰 수 없다. **나의 정체성은 모방과 파괴가 아닌 창의성과 성취를 통해 드러내는 것이 쿨하다.** 성취감은 자아실현을 위한 강력한 힘인데, 약물이나 도박으로는 얻을 수 없다.*

다양성 추구

강력한 약물의 강력한 투여, 특히 주사로 약물을 투여하면 단 한 번 만에 중독에 이를 수 있다. 초단기간에 몇 배의 고수익을 얻었다면, 좋아할 일이 아니다. 중독의 하이는 모르고 사는 것이 가장 안전하다. 인간은 호기심의 동물이고 하이도 강력한 호기심으로 다가오겠지만, 이 하이에 나 자신을 노예로 팔아서는 안 된다.

우리 문화에는 자율성을 유지하면서도 즐길 수 있는, 재미

---

* 게임 회사는 성취감을 악용해서 젊은이들을 게임 중독에 빠뜨린다. 게임에 몰입하다 보면 사이버 세계에서의 성취감을 현실 세계에서의 성취감으로 착각하는 사용자들이 생긴다.

있고 안전하고 가성비 높은 취미 생활 아이템들이 많이 있다. 창의성을 발휘할 수 있는 공간도 많이 있다. 우리 삶이 풍부해지기 위해서는 한 가지에 몰입하기보다 다양한 영역으로 취미 생활의 범위를 넓혀야 한다.

생활 습관 개선

중독에서 자유로워지기 위해 가장 중요한 것은, 과몰입이 내 삶의 다양성을 파괴하고 나의 건강에 지장을 주고 있다는 자각이다. **'내가 이것을 하지 않았더라면 어떻게 다른 삶을 살고 있을까?'를 생각해 보아야 한다.** 옆에서 이미 많은 사람이 잔소리를 했을 것이지만, 오히려 이것이 자각을 방해할 수도 있다. 누구도 잔소리를 받아들이려 하지 않으니까.

하지 않아야 한다는 것을 깨달았다면 실행에 옮겨야 하는데, 상당히 부담이 된다. 사실 그동안 하지 않으려는 시도를 안 했던 것이 아니다. 그런데도 번번이 결심을 실패한다. 의지력이 약하고 내가 못난 놈인 것만 같다. 계속되는 실패는 포기 상태를 만든다. '에라 모르겠다, 될 대로 되라'. 중독되면서 자율성을 이미 팔아버렸기 때문이다. 그래서 전략이 필요하다. 그 전략은 강한 의지력으로 억지로 참는 것이 아니라 나의 마음이 흔들리는 상황들을 파악해서 그런 상황에 빠지지 않도록 생활 습관을 수정하는 것이다.

가장 기본적인 것은 거리를 유지하는 것이다. 하고 싶은 생

각이 갑자기 들었을 때 바로 할 수 없도록 만들어야 한다. 이 점을 알기 때문에 알코올 의존 환자들은 집에 술을 쌓아 두고 마시지 않고 그날 마실 분량만 산다. 강력한 의존이 아닌 무심코 하는 남용 수준인 경우 접촉 기회를 관리하는 것만으로도 문제에서 벗어날 수 있다. 모바일 중독을 관리할 때 가장 어려운 점은 이 단순한 전략을 시행할 수 없다는데 있다. 이외에도 갈망감이 생기는 조건은 164쪽에서 설명했다. 생활 습관을 개선해서 이 조건에 빠지지 않게 하면 중독 관리에 큰 도움이 된다. 생활 습관 개선은 중독뿐만 아니라 거의 모든 만성 질환의 관리에 중요하다.

치료를 찾아가기

그러나 많은 만성 질환은 생활 습관 변화만으로 충분하지 못해서 의학적 도움이 필요하다. 당뇨병 환자는 생활 습관을 개선하면서 동시에 병원에 다니고 교육을 받고 약물을 처방 받는다. 알코올 의존 환자도 그렇게 치료 받는다. 다른 점이 있다면 당뇨병 환자가 당뇨 클리닉을 다니는 것은 당연한 일인데 알코올 의존 환자가 알코올 클리닉을 다니는 것은 뭔가 자존심 상하는 일로 여겨진다는 점이다. 또한 환자에게는 중독자라는 사회적 **낙인**이 찍히고, 불법 약물이나 도박의 경우에는 처벌 받을 위험마저 있다. 중독되면서 가족과의 관계도 험악해진다. 가족은 환자를 비난하고 약물에 의해 자율성을 이미 잃은 환자의 조금 남은 자율성과 자존심을 빼앗으려 한다. 이런 스트레스에도 환자는 중독 행위로 대처해 악순환이 반복된다.

이 상황에서 내가 갈 수 있는 가장 좋은 길은 치료를 찾는 것이다. 치료를 받으면 중독에 빼앗긴 자율성을 되찾는 것이 훨씬 쉬워진다. 그러나 치료 받으러 가기 위해서는 나를 향한 나쁜 시선들을 받아들일 수 있는 담담한 용기가 필요하다. 회피하거나 방어적이 되면 치료에 접근할 기회를 잃는다. **필요한 것은 약물과 도박을 끊겠다는 강력한 의지력이 아니라 치료 받으러 갈 용기와 결심이다.**

불법 약물이나 불법 도박이더라도 **범죄 사실이 병원을 통해 사법당국에 전달되는 일은 절대 없다.** 검찰이나 경찰이 병원에 와서 정보를 요구하지도 않고, 의료인에게는 환자의 개인정보 보호 의무가 우선이다. 의료인은 마약 사용자에 대한 신고 의무가 없다.

중독을 예방하는 사회

중독에서 가장 확실하게 벗어나려면 중독성 약물이나 행위를 아예 하지 않아야 한다. 그러나 중독성 아이템들은 바로 우리 문화의 핵심을 구성하기 때문에, '중독을 확실히 예방하려면 문화적 활동에 참여하지 않아야 한다'는 비현실적 결론으로 이어질 수 있다.

중독과 똑같은 현상을 일회용품 사용에서 찾을 수 있다. 우리는 과거 일회용품 없이 살아왔지만, 지금은 일회용품을 사용하지 않고 생활하는 것이 불가능하게 되었다. 일회용품은 지구의 지속 가능성을 위협하는 나쁜 것이라는 판결을 받았지만, 일단 일회용품의 편리함에 길들여지면 그것이 없던 시절의 생활로 복귀하는 것은 불가능하다. 우리는 일회용품에 중독되어 있다. **중독이 위험하더라도, 중독성 아이템들이 우리 생활과 뗄 수 없이 된 이상 그것을 인위적으로 없애는 것은 쉽지 않다.** 우리는 그것들과 함께 살아갈 수밖에 없다.

안전하게 공존하려면 중독성 아이템들을 사회가 잘 다루어주어야 한다. 문제성 있는 약물이나 행위에 대한 시민들의 물리적-심리적 **접근성**을 조절하는 사회적 조치는 중독예방을 위한 중요한 행동이다. 접근성 제한은 강제적인 금지부터 **넛징**(nudging)까지 여러 방법으로 구현된다.* 일회용품 사용을 줄이기 위해 금지 규정, 다회용품 사용시 인센티브 부여 등의 조치가 시행되듯이, 약물 남용 및 행위 중독에 대해서도 다양한 조치들이 가능하다. 몇 가지 예를 들어 본다.

특정 약물을 불법으로 규정하는 것이 대표적 조치다. 강력한 법 집행으로 약물의 사회내 유통을 차단하여 물리적 접근성

---

* 넛지는 사전적으로 '옆구리를 찌른다'는 뜻으로, 명시적 강제 없이 사람들의 선택을 암암리에 유도하는 전략이다. 예컨대 공중 화장실 남자 소변기의 파리 그림은 '변기에 더 접근하세요'라는 명령은 아니지만 그 명령과 같은 효과를 갖는다.

을 낮추고, 약물 사용자를 처벌한다고 표명함으로써 심리적 접근성을 낮춘다. 가장 확실해 보이지만 문제와 한계점도 분명하다. 이미 의존이 된 사람들은 처벌에도 불구하고 약물을 사용한다. 법적 제재가 약물 거래를 지하경제의 고수익 비지니스로 만들면, 약물은 사라지지 않을 것이다. 열린 사회에서 일어나는 문화적 일들은 금지한다고 해결되지 않는다.

합법 약물의 경우 사회적 합의에 따라 공급 및 접근성을 제한할 수 있다. 우리나라에는 술 담배의 구입 연령과 광고 제한이 있다. 어떤 나라는 술을 구입할 수 있는 장소와 시간을 제한한다. 편의점에서 24시간 술을 살 수 있는 우리나라는 이런 나라에 비해 성인의 알코올 접근성이 매우 높다. 그런데 알코올 의존 환자는 집에 술을 쌓아 두고 마시지 않는다. 곁에 술이 있으면 다 마셔버린다는 것을 스스로 알기 때문에 나름대로 음주를 줄이기 위해 그날의 술을 그날 사는데, 마지막 병을 비운 뒤 5분 내에 편의점에서 술을 또 살 수 있다면 이런 전략의 효과는 줄어들 것이다.

내국인 카지노는 도박 폐해 예방을 위해 한 달 중 절반만 출입이 가능하도록 통제하고 있다. 하지만 그보다 훨씬 유효할 조치는 이틀 연속 출입하지 못 하게 제한하는 것이다. 이렇게 하면 월 출입 일수는 같더라도 폐해는 훨씬 줄어들 것이다. 중독은 시작하면 멈추지 못 하는 특성을 갖기 때문이다. 한 달 중 15일 연속 출입이 가능하다면 그 기간은 도박자가 모든 것을 잃기에 충분한 시간이다.

　이제는 폐지되었지만, 논란이 많았던 청소년 온라인 게임 시간 제한도 있다. 논란 중 하나는 어차피 청소년들이 부모 아이디로 접속할 터이므로 제한이 아무런 효과가 없을 것이라는 주장이다. 그런데 제한에는 여러 단계가 있다. 강제력으로 못하게 하는 것도 제한이지만, 접근하기 불편하게 하는 것도 제한이다. 놀이를 즐기기 위한 비용이 높다면 그 놀이의 매력은 떨어진다. 부모의 주민번호를 도용하거나 부모의 휴대전화를 빌려서 인증 문자에 답하는 것은, 아이디만 넣으면 접속하는 것보다는 훨씬 비용이 높다. 부모 아이디 도용이라는 비용을 감당하면서 기어이 접속하는 청소년은 이미 중독된 상태일 가능성이 높다. 게임 중독이 아닌 청소년이라면, 불편한 접속을 포기하고 다른 것을 추구할 것이다.

　담배나 술의 세금을 인상하는 것도 비슷한 유형의 접근성 제한 조치다. 이 방법으로는 이미 중독된 사람의 소비를 줄이지는 못한다. 중독된 사람은 높은 비용을 치르더라도 그 대상을 찾기 때문이다. 그러나 비용이 높다는 것은, 그것을 처음 해 보려는 사람이나 중독되지 않은 사람에게는 매력을 떨어뜨리는 요인이 된다. 그는 더 가성비 높은 다른 취미 생활을 추구하게 될 것이다.

교육과 교화

저렴한 비용으로 다수에게 제공할 수 있어서 흔히 사용되는 예방 및 치료적 도구는 교육이다. 대마초를 피워 볼까 고민하는 사람에게는 대마초의 나쁜 점에 대한 교육은 효과가 있다. 사용자가 사용할지 여부를 스스로 판단할 수 있고, 교육을 통해 판단의 근거를 새롭게 만들어 줄 수 있기 때문이다. 그러나 필로폰 의존 환자에게 필로폰이 나쁘다는 내용의 교육은 효과가 없다. 이들에게 효과가 있을 교육은 약물 접근성을 낮추는 생활 습관이나 갈망감을 불러일으키는 상황 관리에 대한 것이다. 대상에 따라 맞춤 교육이 필요하다. 다양한 사람들에게 개인화되지 않은 일률적 강제 교육을 시행하는 것은 효과가 크지 않을 것이다. 더구나 약물을 중단을 하겠다는 생각이 없는 사람에게 처벌의 일종으로 실행되는 교육은 효과가 없을 것이 분명하다.

한편, 약물이라는 나쁜 것을 하므로 이들을 도덕적으로 **교화**(reformation)시켜야 한다는 개념으로 시행되는 개입은 좋은 방법이 아니다. 약물 의존 환자는 도덕적 일탈자가 아닌 환자이기 때문이다. 질병 문제는 도덕성을 높인다고 해결되지 않는다.* 오피오이드 의존은 약물 중단이 아닌 유지 요법이 현실적인 치료법일 수도 있다. 그런데 중독성 약물을 계속 주는 유지

---

* AA는 알코올 의존 치료를 위해 종교적 회개 수준의 태도 변화를 요구하는데, AA는 이 관점에 동의한 사람들만이 참여하는 모임이다.

요법은 도덕적 교화와는 이념적으로 반대가 되는 치료법이다. 의학적 모델과 도덕적 모델은 다르다(137쪽 참조).

치료 및 재활 시스템

스스로의 자율적 판단으로 약물 조절해 사용한다면 이것은 병이 아니다. 질병이 되는 시점은 약물 사용 여부를 결정할 자율성을 상실할 때다. 모든 약물 사용이 치료 받아야 한다고 인식되는 것은 과학적으로 옳지 않을 뿐만 아니라 약물 의존이라는 사회적 문제를 해결하는 데도 도움이 되지 않는다. 중독 치료를 위해 사용할 수 있는 사회적 자원은 한정되어 있다. 이 자원은 약물 사용 여부 결정에 자율성을 잃어버린 사람들이 자율성을 찾도록 도와주는 데 사용되어야 한다.

다양한 남용 약물은 의존성이나 치료시 필요한 자원의 양이 매우 다르다. 대마초 흡연자와 필로폰 정맥 투여자에게 필요한 치료는 같지 않다. 대마초 흡연자는 대마초를 구할 수 없으면 그냥 안 피우고 살 수 있지만, 필로폰 사용자는 삶을 파괴하는 방식으로라도 약물을 구하고야 만다. 청년들의 마약 사용이 심각하다는 통계를 내면서 클럽에서 엑스터시를 몇 번 먹어 본 청년들을 다 합산하고, 이 숫자에 근거해서 필로폰 사용자와 같은 사회적-치료적 비용을 추산한다면 적절하다고 할 수 없다.

중독 치료 및 재활 시설을 정부가 운영하거나 지원하는 것을 보면, 중독은 정부가 책임져야 할 영역이라는 인식이 있는 것은 분명하다. 그러나 정부가 동원할 수 있는 자원은 제한되어 있다. 약물 사용자 수에 비해 이들을 입원 혹은 입소시킬 시설이 부족하다는 논란이 제기된다. 하지만 정부가 자원을 더 많이 투자해서 입원 병상이나 입소 시설이 확충된다고 해서 중독 문제가 해결되지는 않는다. 즉, 약물 사용자 수가 급격하게 증가하는 것이 시설도 그만큼 증가되어야 함을 의미하는 것은 아니다. 약물 사용자가 곧 입원 치료나 입소 재활이 필요한 사람은 아니니기 때문이다. 의존이 된 사람에게도 입소나 입원은 치료의 한 옵션일 뿐 필수 조건이 아니다. **환자에게 치료를 받겠다는 동기가 부족하다면 입소시켜 치료해도 원하는 결과를 얻을 수 없다.** 사회적 낙인과 제한 없이, 만성 질환처럼 꾸준히 외래 치료를 받을 수 있는 환경과 제도를 마련하는 것이 비용-효과면에서 더 낫다.

더 많은 자원이 투자되어야 할 부분은, 약물을 중단시키는 의학적 치료를 넘어, 약물을 하느라 무너진 환자의 삶을 재건하는 것이다. 알코올 의존인 노숙자는 알코올 의존에서도 노숙에서도 벗어나기 힘들다. 안정된 살 곳과 일할 곳, 긍정적 상호교류를 할 수 있는 이웃이 이 사람이 건강하게 살기 위해서 필요한 것이다. 이를 공급하는 일은 의료의 범위를 넘어선 사회복지의 영역이다. 경제적인 문제를 넘어서, 주변의 약물 중독자들을 비난이나 차별하지 않고 함께 살아가는 이웃으로 받아들일 수 있는 사회를 만들기 위해서는 성숙된 사회의 힘이 필요하다.

사용자 비범죄화

이 문제는 환자의 치료 접근성을 결정하는 요소다. **치료감호소**(국립법무병원) 등 교정기관에서 치료하려면 약물 사용이 범죄로 규정되어야 한다. 반대로 환자 스스로 치료를 찾도록 하기 위해서는 약물 사용이 범죄로 규정되어서는 안 된다.

그런데 자율성을 박탈당한 수감 상태에서 이루어지는 치료는 적절하지 않을 수도 있다. 약물 의존의 치료는 약물에 빼앗긴 자율성의 회복인데, 범죄로 구속되었거나 강제 치료명령을 받는 상태, 즉 치료 받을지에 대한 자율적 결정이 불가능한 상태에서 자율성 회복을 위한 치료를 받는 것은 개념적으로 모순이다.

약물 의존 환자가 치료 받을 결심을 하게 하려면, **치료를 받는 것이 인센티브가 되도록 만들어야 한다.** 약물 사용을 비범죄화 하는 것은 중요한 인센티브가 된다. 물론 법적인 문제가 해결되더라도 중독자라는 **낙인**은 사회적으로는 여전히 처벌이 될 수도 있으므로, 치료 받는 것에 대한 더 적극적인 인센티브도 필요하다. 중요한 것은 중독자라는 낙인을 없애 주고 치료 받겠다는 결심에 심리적 지지를 제공하는 것이다.

책을 마치며

중독 문제는 날이 갈수록 심각해지고 있다. 문화적 아이템들은 긍정적이든 부정적이든 그 시기 그 문화에서 중요한 역할을 하고 있다. 중독성 아이템들은 즐거움을 즉각적으로 제공하는 역할을 한다. 특히 중독성 약물, 도박, 인터넷 게임 등이 인기를 끄는 이유는 그들이 제공하는 자극이 강력하고 즉각적이기 때문이다. 이러한 아이템들은 현저성이 높아 우리의 주의를 쉽게 끌어들인다.

진화론적 관점에서 보면, 문화적 아이템은 더 많은 사람들에게 선택받기 위해 경쟁하며, 자극적인 것들이 더 잘 살아남는다. 특히 자본주의 사회에서는 모든 문화적 아이템들이 시장에 상품으로 등장하므로, 선택은 자연적으로 서서히 일어나는 일이 아니라 공급자가 조작할 수 있는 일이 되었다. 기업들은 겸

쟁에서 이기기 위해 상품의 중독성을 강화한다. 역사적으로는 19세기 청나라에 고품질 아편을 판매했던 영국부터, 오늘날에는 정신 질환 치료제로 사이키델릭을 시판하려는 제약사, 확률형 아이템을 도입하는 게임 제작사까지, 중독성은 상품의 핵심에 있다.

술과 담배, 복권, 경마, 카지노 등은 모두 합법적인 기업들이 운영하며, 일부 국가에서는 대마도 합법적인 산업으로 진입했다. 그러나 이러한 아이템들의 접근성을 제한하려는 사회적 조치는 이해관계자들 간의 갈등을 일으킨다. 중독을 예방하기 위한 조치는 경제 주체의 이윤을 감소시킬 수밖에 없기에 사회적 합의가 어렵다. 예를 들어, 편의점에서 주류 판매를 제한하는 정책은 알코올 의존 환자의 음주를 줄일 수 있지만, 편의점 운영자들의 반발을 초래할 것이다. 이처럼 중독 문제는 사회 시스템 전체와 밀접하게 연결되어 있다.

시장 만능주의 경제 체제에서는 중독성 높은 제품을 판매하는 것이 기업의 생존을 위한 중요한 과제가 된다. 첨단 제품과 마케팅 기술을 통해 중독화 기술은 더욱 정교해지고 있으며, 기업의 이윤은 소비자를 중독시킴으로써 창출되는 것처럼 보인다. 한편, 포퓰리스트 정치가는 당장의 지지를 얻기 위해 공중 보건보다 시민들의 즉각적 욕구 충족을 우선시하는 정책을 펼친다. 예를 들어, 국민 복지와 경제 발전을 내세우며 술에 붙는 세금을 낮추거나 카지노를 개방하는 경우가 이에 해당한다.

중독 문제는 의학적 범위를 넘어 사회문화적 환경, 경제체제, 정치체계와 깊이 연관되어 있다. 고대 로마의 '빵과 서커스'는 중독성이 없었지만, 현대 시민들의 기호품은 중독성이 분명하다. 중독 문제를 사회 전체와 격리시켜 해결책을 찾으려는 기대는 타당하지 않으며, 사회 전반에 걸친 종합적인 접근이 필요할 것이다.

도파민의 배신

초판 1쇄 발행 2025년 2월 26일

지은이   강웅구 박선영 안유석
펴낸이   박영미
펴낸곳   포르체

책임편집   유나
마케팅   정은주 민재영
디자인   황규성

출판신고   2020년 7월 20일 제2020-000103호
전화   02-6083-0128
팩스   02-6008-0126
이메일   porchetogo@gmail.com
인스타그램   porche_book

ⓒ 강웅구 박선영 안유석(저작권자와 맺은 특약에 따라 검인을 생략합니다.)
ISBN 979-11-94634-03-4(03510)

여러분의 소중한 원고를 보내주세요.
porchetogo@gmail.com